# FISIOTERAPIA AQUÁTICA

Revisão técnica:
**Diego Santos Fagundes**
Doutor em Farmacologia
Graduado em Fisioterapia

**NOTA**

As Normas da Associação Brasileira de Normas Técnicas (ABNT) são protegidas pelos direitos autorais por força da legislação nacional e dos acordos, convenções e tratados em vigor, não podendo ser reproduzidas no todo ou em parte sem a autorização prévia da ABNT. As Normas ABNT citadas nesta obra foram reproduzidas mediante autorização especial da ABNT.

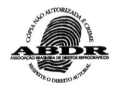

FV331f  Vasconcelos, Gabriela Souza de
Fisioterapia aquática / Gabriela Souza de Vasconcelos, Natália Lujan Ferraz, Márcia Cristina Sangean e Sheila Melissa Boff ; revisão técnica: Diego Santos Fagundes. – Porto Alegre : SAGAH, 2023.

ISBN 978-65-5690-353-8

1. Fisioterapia aquática. I. Ferraz, Natália Lujan. II. Sangean, Márcia Cristina. III. Boff, Sheila Melissa. IV. Título.

CDU 615.8

Catalogação na publicação: Mônica Ballejo Canto – CRB 10/1023

# FISIOTERAPIA AQUÁTICA

**Gabriela Souza de Vasconcelos**
Mestra em Ciências do Movimento Humano
Graduada em Fisioterapia

**Natália Lujan Ferraz**
Mestra em Educação Física
Especialista em Saúde do Idoso

**Márcia Cristina Sangean**
Especialista em Fisioterapia Cardiorrespiratória
Graduada em Fisioterapia

**Sheila Melissa Boff**
Especialista em Acupuntura Tradicional Integrativa
Graduada em Fisioterapia

Porto Alegre
2023

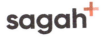

© SAGAH EDUCAÇÃO S.A., 2023

Gerente editorial: *Arysinha Affonso*

Colaboraram nesta edição:
Editor: *Ronald Saraiva de Menezes*
Capa: *Paola Manica | Brand&Book*
Editoração: *Kaéle Finalizando Ideias*

### IMPORTANTE

Os *links* para *sites* da *web* fornecidos neste livro foram todos testados, e seu funcionamento foi comprovado no momento da publicação do material. No entanto, a rede é extremamente dinâmica; suas páginas estão constantemente mudando de local e conteúdo. Assim, os editores declaram não ter qualquer responsabilidade sobre qualidade, precisão ou integralidade das informações referidas em tais *links*.

Reservados todos os direitos de publicação à
SAGAH EDUCAÇÃO S.A., uma empresa do GRUPO A EDUCAÇÃO S.A.

Rua Ernesto Alves, 150 – Bairro Floresta
90220-190 – Porto Alegre – RS
Fone: (51) 3027-7000

SAC 0800 703-3444 – www.grupoa.com.br

É proibida a duplicação ou reprodução deste volume, no todo ou em parte, sob quaisquer formas ou por quaisquer meios (eletrônico, mecânico, gravação, fotocópia, distribuição na Web e outros), sem permissão expressa da Editora.

IMPRESSO NO BRASIL
*PRINTED IN BRAZIL*

# Apresentação

A recente evolução das tecnologias digitais e a consolidação da internet modificaram tanto as relações na sociedade quanto as noções de espaço e tempo. Se antes levávamos dias ou até semanas para saber de acontecimentos e eventos distantes, hoje temos a informação de maneira quase instantânea. Essa realidade possibilita a ampliação do conhecimento. No entanto, é necessário pensar cada vez mais em formas de aproximar os estudantes de conteúdos relevantes e de qualidade. Assim, para atender às necessidades tanto dos alunos de graduação quanto das instituições de ensino, desenvolvemos livros que buscam essa aproximação por meio de uma linguagem dialógica e de uma abordagem didática e funcional, e que apresentam os principais conceitos dos temas propostos em cada capítulo de maneira simples e concisa.

Nestes livros, foram desenvolvidas seções de discussão para reflexão, de maneira a complementar o aprendizado do aluno, além de exemplos e dicas que facilitam o entendimento sobre o tema a ser estudado.

Ao iniciar um capítulo, você, leitor, será apresentado aos objetivos de aprendizagem e às habilidades a serem desenvolvidas no capítulo, seguidos da introdução e dos conceitos básicos para que você possa dar continuidade à leitura.

Ao longo do livro, você vai encontrar hipertextos que lhe auxiliarão no processo de compreensão do tema. Esses hipertextos estão classificados como:

 **Saiba mais**

Traz dicas e informações extras sobre o assunto tratado na seção.

### *Fique atento*
Alerta sobre alguma informação não explicitada no texto ou acrescenta dados sobre determinado assunto.

### *Exemplo*
Mostra um exemplo sobre o tema estudado, para que você possa compreendê-lo de maneira mais eficaz.

Todas essas facilidades vão contribuir para um ambiente de aprendizagem dinâmico e produtivo, conectando alunos e professores no processo do conhecimento.

**Bons estudos!**

# Prefácio

A meta de cada profissional fisioterapeuta deve estar centrada na assertividade e eficácia de suas abordagens aos pacientes. Isso exige conhecimento de diagnóstico cinético-funcional, métodos e técnicas fisioterapêuticas, além do próprio conteúdo que a área das ciências da saúde e da fisioterapia abrangem.

A fisioterapia aquática, como o nome sugere, utiliza a água nos mais variados contextos e ambientes, em quaisquer dos seus estados físicos, no âmbito da hidrocinesioterapia, balneoterapia, hidroterapia, cromoterapia, crenoterapia, duchas, termalismo, vaporização/inalação, compressas, talassoterapia e crioterapia. Essa especialidade, reconhecida pela Resolução do Coffito Nº 443, de 3 de setembro de 2014, pode ser utilizada em todos os níveis de atenção à saúde, em todas as etapas do desenvolvimento ontogênico, em ações de prevenção, promoção, proteção, educação, intervenção, recuperação e reabilitação do paciente.

Este livro apresenta uma fundamentação teórico-prática dos princípios e das aplicações da fisioterapia aquática nas disfunções cinético-funcionais. Examina ainda situações que oportunizam o desenvolvimento e a aquisição de habilidades e competências em situações que envolvam a intervenção fisioterapêutica aquática na promoção, prevenção e tratamento das disfunções dos sistemas orgânicos, suas causas e seus sinais clínicos. Boa leitura!

**Diego Santos Fagundes**

# Sumário

**Introdução à fisioterapia aquática** ............................................................ 13
*Natália Lujan Ferraz*

Histórico da fisioterapia aquática ................................................................ 13
Objetivos da fisioterapia aquática ............................................................... 15
Atuação do fisioterapeuta na fisioterapia aquática ................................... 18

**Princípios básicos e suas aplicações** ........................................................ 21
*Natália Lujan Ferraz*

Propriedades físicas da água ....................................................................... 22
Flutuação ....................................................................................................... 25
Movimento na água ....................................................................................... 27

**Efeitos fisiológicos da imersão** ................................................................. 31
*Gabriela Souza de Vasconcelos*

Alterações fisiológicas durante a imersão em repouso ............................. 31
Alterações fisiológicas durante a imersão em exercício ............................ 35
Efeitos fisiológicos após a imersão ............................................................. 38

**Métodos e técnicas em fisioterapia aquática: Bad Ragaz** ............... 43
*Sheila Melissa Boff*

Características do método dos anéis de Bad Ragaz ..................................... 44
Padrões de exercícios isotônicos do método dos anéis de Bad Ragaz ...... 50
Padrões isométricos do método dos anéis de Bad Ragaz ......................... 55

**Métodos e técnicas em fisioterapia aquática: Halliwick** ................... 61
*Gabriela Souza de Vasconcelos*

Método Halliwick ........................................................................................... 62
Programa de dez pontos do método Halliwick ............................................ 64
Aplicação do programa de dez pontos aos objetivos fisioterapêuticos ............. 67

10 Sumário

## Métodos e técnicas em fisioterapia aquática: hidrocinesioterapia 71
*Gabriela Souza de Vasconcelos*

Tipos de exercícios físicos no meio líquido ........................................................ 72
Recursos mecanoterápicos da hidrocinesioterapia ........................................ 74
Relação entre exercícios físicos, recursos mecanoterápicos
propriedades físicas da água ............................................................................... 77

## Métodos e técnicas em fisioterapia aquática
## para relaxamento muscular ..................................................... 81
*Gabriela Souza de Vasconcelos*

Objetivos do relaxamento muscular .................................................................... 82
Métodos e técnicas da fisioterapia aquática para relaxamento muscular ...... 84
Aplicabilidade dos métodos e técnicas da fisioterapia aquática
para relaxamento muscular ................................................................................ 88

## Fisioterapia aquática nas afecções traumato-ortopédicas,
## reumatológicas e do esporte ................................................... 93
*Gabriela Souza de Vasconcelos*

Fisioterapia aquática nos distúrbios cinético-funcionais
traumato-ortopédicos, reumatológicos e do esporte ..................................... 94
Métodos e as técnicas da fisioterapia aquática para a reabilitação física ..... 98
Abordagem da fisioterapia aquática nos distúrbios cinético-funcionais
traumato-ortopédicos, reumatológicos e do esporte ..................................... 102

## Fisioterapia aquática nas afecções neurológicas ............................ 107
*Natália Lujan Ferraz*

O papel da fisioterapia aquática nas doenças neurológicas ............................ 108
Métodos de fisioterapia aquática na reabilitação neurológica ........................ 112
Abordagem fisioterapêutica em pacientes com afecções neurológicas .......... 114

## Fisioterapia aquática nas afecções cardiorrespiratórias .................. 121
*Márcia Cristina Sangean*

Efeitos da fisioterapia aquática no sistema cardiorrespiratório ...................... 122
Reabilitação cardiorrespiratória em fisioterapia aquática ............................... 128
Proposta de abordagem de fisioterapia aquática em pacientes
com distúrbios cardiorrespiratórios ................................................................. 133

## Fisioterapia aquática aplicada à promoção da saúde ....... 147
*Gabriela Souza de Vasconcelos*

A fisioterapia nos exercícios aquanatais ....... 148
Relaxamento aquático para mães e bebês ....... 151
Fisioterapia aquática para idosos debilitados ....... 153

## Características estruturais e de segurança da piscina terapêutica 157
*Natália Lujan Ferraz*

Requisitos estruturais da piscina terapêutica ....... 158
Cuidado e tratamento da água da piscina terapêutica ....... 162
Segurança do ambiente da piscina terapêutica ....... 165

# Introdução à fisioterapia aquática

*Natália Lujan Ferraz*

## OBJETIVOS DE APRENDIZAGEM

> Descrever os antecedentes históricos da fisioterapia aquática.
> Identificar os objetivos da fisioterapia aquática.
> Explicar a atuação do fisioterapeuta na fisioterapia aquática.

## Introdução

O campo de atuação dentro da fisioterapia é amplo, possibilitando ao profissional fisioterapeuta atuar em diversas áreas. Uma dessas especialidades é a fisioterapia aquática, que obtém benefícios dos efeitos gerados pelas propriedades físicas da água. A fisioterapia aquática pode ser utilizada para promoção de saúde, prevenção de doenças ou até mesmo para a reabilitação física.

Neste capítulo, você vai conhecer mais sobre a história da fisioterapia aquática, quais seus objetivos e como é estabelecida a atuação do fisioterapeuta neste contexto.

## Histórico da fisioterapia aquática

Não se sabe ao certo quando se teve início a utilização da água para fins terapêuticos, mas registros mostram que desde a antiguidade ela já era muito utilizada. Antes de Cristo, no Egito, eram realizados banhos em rios como práticas curativas; em 1500 a.C., os hindus utilizavam a água para controle de febre. Na Grécia, por exemplo, os banhos eram próximos a fontes naturais com objetivo social; já os romanos usavam os banhos em atletas para prevenção de doenças, sendo que estes poderiam ser em diferentes temperaturas: muito quente, morno ou muito frio. A água, para as civilizações mais antigas, era sinônimo de cura (VIERVILLE, 2000; ACCACIO; SACCHELLI, 2007; CAMPION, 2000). Segundo Campion 2000, a evolução histórica em relação à utilização da água como forma terapêutica se deu da seguinte forma.

- Em 500 a.c., na Grécia Antiga, foram criadas escolas de medicina próximas às estações de banho, onde eram realizadas imersões em águas quentes e frias. Hipócrates (460–375 a.c.) dedicava-se ao tratamento de problemas de saúde, como reumatismos e icterícias.
- Na Idade Média, devido a questões religiosas, o uso dos banhos foi cessado, pois eram considerados ato pagão. Somente no século XV que essas práticas foram retomadas e ganharam reconhecimento de médicos europeus.
- Em 1697, na Grã-Bretanha, John Floyer publicou um tratado sobre o uso correto dos banhos quentes, frios e temperados. Currie se dedicou a pesquisas no campo da hidroterapia e teve seus estudos publicados em outras línguas.
- Em 1700, Wyman e Glazer conceituaram a hidroterapia como o uso da água em todos seus estados físicos para o tratamento de doenças.
- Em 1747, John Wesley publicou um livro voltado para a utilização da água na cura de doenças e ficou conhecido por fundar essa prática. Nessa época, na Rússia e na Escandinávia, os banhos frios passaram a ser usados após os banhos quentes, e os banhos quentes seguidos dos frios também ficaram populares.
- No século XIX, a hidroterapia era voltada para banhos com lençol e compressas úmidas, e os médicos europeus passaram a utilizar a cura por meio da água. Os primeiros *spas* começaram a surgir nos Estados Unidos.
- Em 1830, Vincent Priessnitz realizou um programa de tratamentos por meio de banhos ao ar livre com água fria, chuveiros e compressas, mas não teve um bom reconhecimento por parte dos médicos da época.
- Por volta de 1890, o médico americano Simon Baruch divulgou livros com base nos estudos de Vicent Priessnitz sobre o uso da água para tratamento de gripe, insolação, tuberculose, entre outras, sendo considerado o primeiro professor a abordar a hidroterapia na Columbia University.
- Por volta de 1900, foi produzido o tanque de Hubbard e posteriormente foram criados métodos como o Bad Ragaz e Halliwick, muito utilizados até os dias de hoje.

Introdução à fisioterapia aquática **15**

- Em 1916, na Geórgia, durante a epidemia de poliomielite, um jovem cadeirante que apresentava sequelas da doença conseguiu movimentar suas pernas quando imerso em uma piscina; ele passou a realizar o tratamento em ambiente aquático e então evoluiu para a deambulação apenas com bengalas. Nos Estados Unidos, além dos *spas*, a hidroterapia passou a ser utilizada em clínicas.
- Em Viena, Winterwitz fundou uma escola de hidroterapia e passou a estudar mais sobre essa área; com base nos estudos de Vincent Priessnitz e Currie, seu foco era nas reações da água no corpo em diferentes temperaturas.
- No Brasil, a fisioterapia aquática passou a ser utilizada em 1922, com o Dr. Artur Silva, na Santa Casa do Rio de Janeiro, quando a sua entrada principal era banhada pelo mar; ofereciam-se banhos salgados e banhos doces, com a água da cidade.
- Entre 1978, John V. Basmajian publicou mais uma edição do seu livro sobre exercício terapêuticos, dando mais força à utilização da água como um poderoso recurso, e a fisioterapia aquática começou a ser utilizada em vários locais de reabilitação.

Atualmente, no campo da hidroterapia há diversas pesquisas que mostram os benefícios das propriedades físicas da água para a saúde, e este recurso vem sendo cada vez mais utilizado em diferentes contextos.

## *Fique atento*

Como observado na evolução histórica, a água quente sempre foi muito utilizada, mas é importante salientar que, embora a temperatura aquecida da água seja recomendada para alívio da dor e para relaxamento muscular, na hidroterapia, o ideal é que a temperatura da água da piscina terapêutica esteja entre 29 e 33°C, evitando alterações demasiadas no sistema cardiovascular e sensação de cansaço.

## Objetivos da fisioterapia aquática

A fisioterapia aquática utiliza a água como recurso terapêutico independente do seu estado físico, sendo que este pode se apresentar de três formas: sólido, líquido e gasoso. O gelo, na crioterapia, os banhos e a sauna são exemplos de formas de usar a água nesses estados físicos, respectivamente.

**16** Introdução à fisioterapia aquática

A fisioterapia aquática é indicada para alívio da dor, relaxamento muscular, melhora da mobilidade articular, ganho de força muscular, melhora do equilíbrio e da coordenação. Antes de realizar a prática, é necessário fazer ajustes como a temperatura da água, que deve ser escolhida de acordo com o caso do paciente, visto que não é recomendado o uso de temperaturas muito quentes em pacientes com problemas em fase aguda, devido à inflamação. Além da temperatura, o fisioterapeuta pode determinar o tipo de água a ser utilizada: água comum, água mineral ou água termal, bem como a forma de aplicação.

A balneoterapia refere-se ao uso de banhos e tornou-se uma prática muito utilizada em pacientes queimados devido a efeitos como desenvolvimento do sistema imune e estímulo da circulação, acelerando a atividade celular (MARTINHO, 2008).

A crenoterapia faz uso de águas minerais naturais (Quadro 1); por meio dela, o organismo absorve substâncias químicas presentes na água, que geram benefícios ao paciente (CORDEIRO, 2019). As práticas realizadas com águas termais são denominadas termalismo (QUINTELA, 2004); já a modalidade terapêutica que utiliza a água do mar é chamada de talassoterapia (ANDRADE *et al.*, 2008).

**Quadro 1.** Águas minerais naturais e suas indicações terapêuticas

| Tipo de água mineral natural | Indicação terapêutica |
| --- | --- |
| Arsênica-ferruginosa | Anemia, hipertiroidismo, ansiedade, hipersensibilidade, problemas cutâneos e respiratórios |
| Bicarbonatada | Hipertensão arterial, osteoporose, gastrintestinal, doenças metabólico-endócrinas (diabetes, hiperuricemia), litíase úrica, doenças respiratórias |
| Carbonatada | Patologia venosa, hipotensão |
| Cloretada-sódica | Patologia gastrintestinal, dermatológica, respiratória, osteoarticular (situações pós-traumáticas, edematosas e álgicas), ginecológica |
| Sulfatada | Patologia geniturinária, metabólico-endócrina (hiperuricemia) e gastrintestinal |
| Sulfúrea | Dermatológicas, musculoesqueléticas, do trato respiratório superior e inferior |
| Radioativa | Cicatrização, processos inflamatórios, patologias vasculares, dermatologia |

**Fonte:** Adaptado de Cordeiro (2019).

A cromoterapia é uma prática que utiliza a cor para estabelecer o equilíbrio entre corpo e mente, e o processo de expressão das cores pode ocorrer por meio da água solarizada (BOCCANERA; BOCCANERA; BARBOSA, 2006). O preparo se dá ao colocar a água em uma garrafa de vidro transparente e cobri-la com papel colorido, na cor determinada.

A água ainda pode ser utilizada pelo fisioterapeuta por meio de duchas, compressas, vaporização e inalação. A crioterapia, um dos recursos mais utilizados na prática profissional, consiste na utilização do gelo para causar o resfriamento do tecido; ao contrário do calor, o frio é muito indicado para condições agudas, pois leva à redução do metabolismo.

Entre as formas mais comuns de fisioterapia aquática, a hidroterapia, ou hidrocinesioterapia, pode ser realizada dentro de uma piscina terapêutica, e por meio dos efeitos fisiológicos advindos das propriedades físicas da água, oferece benefícios para o paciente como a melhora do retorno venoso e a melhora da circulação periférica e linfática, influenciando diretamente no sistema cardiorrespiratório.

Com a imersão em água aquecida, ocorrem respostas do organismo, como:

- aumento do débito urinário; aumento do metabolismo;
- maior consumo de oxigênio, aumentando o trabalho respiratório e consequentemente a frequência respiratória;
- aumento do retorno venoso e da vasodilatação;
- e diminuição do tônus muscular.

Um dos pontos positivos em se utilizar a hidroterapia é o fato de a água reduzir a carga durante o exercício, favorecendo pacientes com osteoporose que muitas vezes não conseguem realizar exercícios com sustentação de peso, bem como pacientes com doenças crônicas como artrite reumatoide e fibromialgia.

Entre as contraindicações para a realização da hidroterapia estão:

- erupções e lesões cutâneas infectadas;
- hipotensão arterial ou hipertensão arterial não controlada;
- problemas cardíacos como insuficiência cardíaca;
- incontinência urinária ou fecal, entre outras.

## Saiba mais

Faça uma busca pelo artigo "Efeito da fisioterapia aquática na força muscular respiratória de crianças e adolescentes com síndrome de Down", de Hellen Viana Braga *et al*, para ler sobre mais alguns dos benefícios dessa fisioterapia.

# Atuação do fisioterapeuta na fisioterapia aquática

Em 2014, o Conselho Federal de Fisioterapia e Terapia Ocupacional (COFFITO) reconheceu a especialidade profissional de fisioterapia aquática e a definiu como um recurso que consiste na:

> Utilização da água nos diversos ambientes e contextos, em quaisquer dos seus estados físicos, para fins de atuação do fisioterapeuta no âmbito da hidroterapia, hidrocinesioterapia, balneoterapia, crenoterapia, cromoterapia, termalismo, duchas, compressas, vaporização/inalação, crioterapia e talassoterapia (CONSELHO FEDERAL DE FISIOTERAPIA E TERAPIA OCUPACIONAL, 2014, documento *on-line*).

Ao contrário do que se pensa, a fisioterapia aquática não é realizada somente em clínicas que possuem uma piscina terapêutica, podendo ser realizada em outros ambientes, como hospitais, ambulatórios e domicílios.

A atuação do fisioterapeuta compreende todos os níveis de atenção à saúde.

- **Primária**: serviços de baixa complexidade, constituída pelas unidades básicas de saúde (UBS), equipe de saúde da família (ESF) e núcleo de apoio à saúde da família (NASF).
- **Secundária**: serviços especializados em níveis ambulatorial e hospitalar, com densidade tecnológica intermediária.
- **Terciária**: considera o conjunto de terapias e procedimentos de alta complexidade.

Além disso, ela atua em todas as fases da vida do indivíduo, de crianças a idosos, gestantes, atletas, com ações de promoção de saúde, prevenção de doenças, educação, recuperação e reabilitação do indivíduo, em pacientes com condições agudas e crônicas.

No exercício da especialidade em fisioterapia aquática, o profissional deve realizar a avaliação fisioterapêutica para traçar um plano de tratamento de acordo com as necessidades do indivíduo, além de identificar se o paciente está apto para ser submetido à intervenção em meio aquático, levando em consideração as contraindicações para a realização do método.

O profissional pode também solicitar testes e exames complementares, como ergoespirometria, eletromiografia, dinamometria, cinemetria, entre outros, realizados de forma subaquática. Quando bem indicados, os exames complementares auxiliam no diagnóstico e prognóstico fisioterapêutico. O paciente deve possuir um prontuário que contenha todas as condutas, a evolução e as possíveis intercorrências registradas.

Além das áreas e disciplinas básicas de conhecimento da profissão, é importante que o profissional tenha conhecimento de primeiros socorros, técnicas de resgate e suporte básico de vida.

O conhecimento sobre técnicas, metodologias, recursos tecnológicos, próteses, órteses e tecnologia assistiva é indispensável, pois o fisioterapeuta, no contexto da fisioterapia aquática, pode prescrever, montar e executar recursos tecnológicos, prescrever e confeccionar órteses, próteses, adaptações e tecnologia assistiva, fazer uso de recursos de agentes hidrocinesiomecanoterapêutico, termoterapêutico, crioterapêutico, cromoterapêutico, eletroterapêutico, sonidoterapêutico e aeroterapêutico.

Quanto aos cuidados com o paciente, deve-se avaliar e monitorar parâmetros cardiovasculares, respiratórios e metabólicos. Para que seja realizada uma atividade aquática, o ambiente deve ser limpo e seguro e o profissional deve aplicar medidas de controle contra a contaminação da água, atuando na prevenção de riscos ambientais, ecológicos e ocupacionais no contexto da fisioterapia aquática.

Assim como em outras especialidades da fisioterapia, o profissional pode exercer outras atribuições, como coordenação, supervisão e responsabilidade técnica, gestão e gerenciamento, direção, chefia, consultoria, auditoria e perícia. E, ainda, emitir laudos, pareceres, relatórios e atestados fisioterapêuticos.

Embora a fisioterapia aquática seja reconhecida como uma especialidade pelo Conselho, qualquer fisioterapeuta pode utilizá-la em sua prática profissional, desde que tenha habilidades e competências para realizar tal ação.

## Saiba mais

Para ver os efeitos da fisioterapia aquática realizada em balde em recém-nascidos, faça uma busca pelo artigo "Efeitos fisiológicos da hidroterapia em balde em recém-nascidos prematuros", de Hullyana Aguiar da Silva *et al.*

# Referências

ACCACIO, L. M. P.; SACCHELLI, T. Propriedades físicas da água. *In*: MONTEIRO, C. G.; GAVA, M. V. (org.). *Fisioterapia aquática*. São Paulo: Manole, 2007. p. 1–12.

ANDRADE, S. C. et al. Benefícios da talassoterapia e balneoterapia na fibromialgia. *Revista Brasileira de Reumatologia*, v. 48, nº 2, p. 94–99, 2008.

BOCCANERA, N. B.; BOCCANERA, S. F. B.; BARBOSA, M. A. As cores no ambiente de terapia intensiva: percepções de pacientes e profissionais. *Revista da Escola de Enfermagem da USP*, v. 40, nº 3, p. 343–349, 2006.

CAMPION, M. R. (ed.). *Hidroterapia*: princípios e prática. Barueri: Manole, 2000.

CONSELHO FEDERAL DE FISIOTERAPIA E TERAPIA OCUPACIONAL. *Resolução nº 443, de 3 de setembro de 2014*. Disciplina a Especialidade Profissional de Fisioterapia Aquática e dá outras providências. Brasília, 26 set. 2014. Disponível em: https://www.coffito. gov.br/nsite/?p=3205. Acesso em: 22 fev. 2021.

CORDEIRO, M. M. *Benefícios da crenoterapia no tratamento de doenças reumáticas*. 2019. 24 f. Dissertação (Mestrado em Medicina) — Instituto de Ciências Biomédicas Abel Salazar, Universidade do Porto, Portugal, 2019.

MARTINHO, A. M. P. R. *Balneoterapia*: um estudo realizado na Unidade Funcional de Queimados dos Hospitais da Universidade de Coimbra. 2008. 180 f. Dissertação (Mestrado em Medicina) — Faculdade de Medicina, Universidade de Coimbra, Coimbra, 2008.

QUINTELA, M. M. Saberes e práticas termais: uma perspectiva comparada em Portugal (Termas de S. Pedro do Sul) e no Brasil (Caldas da Imperatriz). *Revista História, Ciências, Saúde-Manguinhos*, v. 11, supl. 1, p. 239–260, 2004.

VIERVILLE, J. P. Reabilitação aquática: uma perspectiva histórica. *In*: BECKER, B.; COLE, A. J. *Terapia aquática moderna*. São Paulo: Manole, 2000. p. 1–14.

# Leituras recomendadas

ANTUNES, J. M. *et al.* Hidroterapia e crenoterapia no tratamento da dor: revisão integrativa. *Revista BrJP*, v. 2, nº 2, p. 187–198, 2019.

BRAGA, H. V. *et al.* Efeito da fisioterapia aquática na força muscular respiratória de crianças e adolescentes com síndrome de Down. *Arquivos de Ciências da Saúde UNIPAR*, v. 23, nº 1, p. 9–13, 2019.

FORNAZARI, L. P. *Fisioterapia aquática*. Guarapuava: UniCentro, 2012. (*E-book*).

SECRETARIA DO ESTADO DE SAÚDE. *SUS*. 2012. Disponível em: https://saude.mg.gov.br/ sus. Acesso em: 23 fev. 2021.

SILVA, H. A. *et al.* Efeitos fisiológicos da hidroterapia em balde em recém-nascidos prematuros. *Revista de Terapia Ocupacional da Universidade de São Paulo*, v. 28, nº 3, p. 309–315, 2018.

## *Fique atento*

Os *links* para *sites* da *web* fornecidos neste capítulo foram todos testados, e seu funcionamento foi comprovado no momento da publicação do material. No entanto, a rede é extremamente dinâmica; suas páginas estão constantemente mudando de local e conteúdo. Assim, os editores declaram não ter qualquer responsabilidade sobre qualidade, precisão ou integralidade das informações referidas em tais *links*.

# Princípios básicos e suas aplicações

*Natália Lujan Ferraz*

## OBJETIVOS DE APRENDIZAGEM

> Identificar as propriedades físicas da água e sua aplicação.
> Explicar as características da flutuação.
> Descrever o movimento por meio da água.

## Introdução

O uso da água demonstra excelentes resultados na prática profissional. Contudo, para a indicação adequada, o profissional que atua com a fisioterapia aquática deve conhecer as propriedades físicas da água, como densidade relativa, viscosidade, pressão hidrostática, tensão superficial, entre outras. É por meio dos efeitos causados por essas propriedades que o indivíduo será beneficiado quando imerso. Dependendo do diagnóstico cinesiológico funcional, o uso da fisioterapia aquática, como a hidroterapia, pode ser mais indicado que o exercício no solo.

Neste capítulo, você vai estudar as propriedades físicas e o movimento da água. Além disso, vai ver como essas características influenciam na intervenção fisioterapêutica realizada em ambiente aquático.

## Propriedades físicas da água

A hidrostática e a hidrodinâmica são áreas da física que estudam o comportamento de fluidos como a água quando estão em repouso ou em movimento. Essas áreas consistem na aplicação dos conceitos relacionados às propriedades físicas da água. Com o conhecimento da hidrodinâmica e da hidrostática, o fisioterapeuta pode, de acordo com as necessidades do paciente, determinar a sua posição, a profundidade da imersão e os equipamentos a serem utilizados para o tratamento por hidroterapia (AVANTE; MARZO, 2007).

Para o profissional que atua em ambiente aquático, esse conhecimento é de extrema importância, pois interfere diretamente na sua intervenção profissional. As propriedades físicas da água agem sobre o corpo quando ele está imerso, provocando alterações fisiológicas no organismo. Esses efeitos se potencializam quando são associados à realização de movimentos. Veja a seguir as principais propriedades físicas da água, de acordo com Accacio e Sacchelli (2007).

**Massa**: é diferente de peso. A massa é a quantidade de matéria presente em um corpo. O valor que verificamos em uma balança, por exemplo, é referente à massa.

**Peso**: medida que relaciona a massa e a gravidade. O peso é representado pela fórmula:

$$P = m \cdot g$$

onde:

- $P$ = peso;
- $m$ = massa;
- $g$ = aceleração da gravidade.

**Densidade**: propriedade que consiste na relação entre a massa (kg) e o volume ($m^3$) de determinado material ou corpo em uma dada temperatura e pressão. Pode ser representada pela fórmula:

$$d = m \div V$$

onde:

- $d$ = densidade;
- $m$ = massa;
- $V$ = volume.

**Densidade relativa**: relação estabelecida entre a densidade de um objeto e a densidade da água. A água apresenta densidade igual a 1. Assim, se a densidade do objeto for menor que 1, ele flutuará; caso seja maior que 1, ele afundará. A densidade do corpo humano varia de acordo com cada indivíduo, em razão da constituição corporal. Cada parte do corpo apresenta uma densidade. Por exemplo, o osso compacto tem maior densidade que a gordura.

**Pressão hidrostática**: também conhecida como princípio de Pascal, é a relação da força por unidade de área que a água em repouso exerce contra a superfície do corpo. Quanto maior a profundidade do corpo imerso, maior será a pressão exercida sobre ele.

**Empuxo**: segundo o princípio de Arquimedes, é a força resultante contrária à gravidade exercida em toda a superfície do corpo, acarretando a flutuação.

**Tensão superficial**: força que ocorre na superfície da água, formando uma membrana elástica. É causada pelas forças de coesão entre moléculas semelhantes.

**Forças coesivas**: forças de atração que mantêm moléculas iguais unidas. Já a força adesiva consiste em uma força atrativa que acontece entre moléculas diferentes. Como exemplo: quando a água se adere a alguma superfície, é devido ao fato das forças de adesivas superarem as forças de coesão.

**Viscosidade**: princípio que se caracteriza pela resistência do fluido decorrente da fricção entre as moléculas.

**Turbulência**: ocorre pelo fluxo irregular das moléculas de água. Quanto maior a velocidade do movimento, maior será a turbulência.

**Calor específico**: quantidade de energia necessária para que cada grama de água tenha aumento de temperatura equivalente a 1°C.

**Calor latente:** energia térmica necessária para alterar o estado de agregação, ou seja, mudar o estado físico, sem modificação da temperatura. Por exemplo, passar do estado sólido para o líquido e do líquido para o gasoso.

**Capacidade térmica:** quantidade de calor que um corpo precisa receber para alterar sua temperatura em uma unidade. Segundo a lei do resfriamento de Newton, a taxa de diminuição da temperatura de um corpo é proporcional à diferença de temperaturas entre o corpo e o ambiente.

**Refração:** fenômeno óptico que acontece em razão da alteração da velocidade da luz na mudança do meio de propagação (Figura 1). É a deflexão de um raio de luz quando este passa de um meio para outro de densidade diferente.

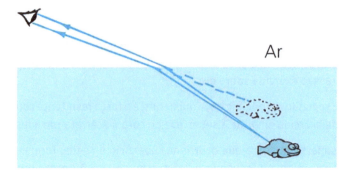

**Figura 1.** Efeito gerado pela refração da luz, com a posição aparente e a posição real do peixe. O cérebro interpreta como se a luz se propagasse em linha reta na água, mas, em razão da refração, ela sofre um desvio, pois o meio de propagação foi alterado.
**Fonte:** Hewitt (2015, p. 528).

### Fique atento

Em razão da ilusão óptica causada pelo efeito da refração, uma piscina pode ter vários metros de profundidade, mas parecer rasa. Esse efeito também altera o tamanho e a localização dos objetos que enxergamos dentro da água. Como medida de segurança, é importante considerar a refração ao trabalhar no ambiente aquático.

# Flutuação

O cientista grego Arquimedes (287 a.C.–212 a.C.) ficou conhecido, no campo da hidrostática, pelo desenvolvimento do princípio de Arquimedes, uma de suas mais importantes descobertas para a física (TITÃS da ciência, 1960). Segundo esse princípio, quando um corpo está imerso em um fluido, ele sofre a ação de uma força para cima, denominada empuxo. O empuxo é igual ao peso do fluido que é deslocado (Figura 2). Santos, Santos e Berbat (2007, p. 295) caracterizam:

> Quando o corpo está totalmente submerso; nessa situação, o empuxo é exatamente igual à força resultante que o fluido exerce sobre a superfície do corpo. Quando a imersão do corpo é parcial, o fluido que se encontra acima do corpo também exerce força sobre ele e essa força tem de ser considerada.

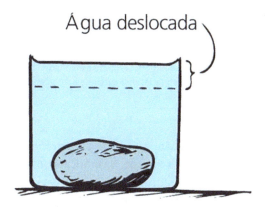

**Figura 2.** Princípio de Arquimedes. Uma pedra foi colocada dentro de um recipiente com água e, em seguida, o volume de água foi deslocado. O peso da água deslocada é igual ao empuxo exercido.
**Fonte:** Hewitt (2015, p. 249).

O empuxo pode se comportar de três formas diferentes (Figura 3); veja a seguir.

1. Quando o objeto flutua na superfície, a força peso do objeto é menor que o empuxo exercido sobre ele.
2. Quando o objeto flutua submerso, sem tocar o fundo do recipiente, a força peso é equivalente ao empuxo.
3. Quando o objeto afunda e toca o fundo do recipiente, a força peso do objeto é maior que o empuxo.

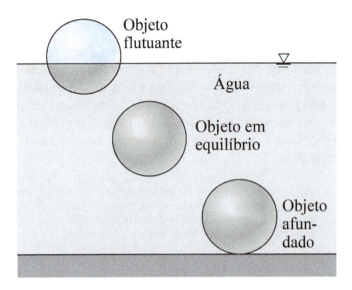

**Figura 3.** Força de empuxo em três situações diferentes: objeto flutuante, quando o empuxo é maior que a força peso; objeto em equilíbrio, quando o empuxo é igual a força peso; objeto afundado, quando o empuxo tem menor intensidade que a força peso.
**Fonte:** Adaptada de Çengel e Cimbala (2015).

O momento da força, também conhecido como torque, representa a capacidade de uma força produzir rotação. Na prática, é possível visualizar isso na ação de desapertar um parafuso: com a mão, é uma tarefa muito difícil, mas com o uso de uma simples ferramenta, fica mais fácil. Assim, a rotação do parafuso dependerá não somente da força realizada, mas também do local onde a força é imposta (o braço de alavanca). A fórmula do momento de força é a seguinte:

$$M = F \cdot d$$

onde:

- $M$ = momento de força;
- $F$ = força;
- $d$ = distância entre a linha de ação da força e o eixo.

A alavanca é composta por uma haste fixa que distribuirá um eixo, uma força e um peso. Quando aplicado a uma articulação do corpo humano, o músculo produz uma força capaz de vencer a resistência e gera um torque na articulação.

Na prática da hidroterapia, esse efeito pode ser observado com a flutuação. Segundo Caromano e Nowotny (2002, p. 396–397), o momento da flutuação acontece da seguinte forma:

> Quando o peso do corpo flutuante iguala-se ao peso do líquido deslocado, e os centros de flutuação e gravidade estão na mesma linha vertical, o corpo é mantido em equilíbrio estável [...]. Se os centros não estiverem na mesma linha vertical, as duas forças atuando sobre o corpo farão com que ele gire até atingir uma posição de equilíbrio estável. Quando existe o desequilíbrio entre o centro de gravidade e o centro de flutuação, observa-se o momento de força M, que é a força que age em um ponto (resultante das forças atuantes nesse ponto), gerando o efeito rotatório (forças rotacionais chamadas de torque). Essa força é igual à força de flutuação F multiplicada pelo deslocamento d, que é a distância perpendicular desde uma linha vertical passando através de P (ponto em torno do qual o efeito rotatório da flutuação é exercido), até o centro de flutuação [...]. O efeito da flutuação aumenta à medida que o membro se aproxima da superfície da água. Se a alavanca for encurtada, por exemplo, pela flexão do cotovelo, o centro de flutuação se aproxima de P e a distância d diminui. Então, o momento de flutuação é menor e o efeito da flutuação também é menor.

O deslocamento dos segmentos do corpo produz alterações na postura na água, tendo como consequência, principalmente, a rotação. A porção do corpo imersa na água altera a descarga de peso e influencia na flutuação. Com a imersão até o processo xifoide, ocorre a descarga de peso de aproximadamente 75% do peso corporal. Com a imersão até a cicatriz umbilical, essa descarga diminui para 50% do peso. Esses efeitos auxiliam no desenvolvimento das técnicas em ambiente aquático, facilitando ou dificultando a realização dos movimentos para o paciente.

# Movimento na água

O fluxo da água pode ser laminar ou turbulento (Figura 4), segundo Fornazari (2012). O **fluxo laminar** é considerado um fluxo alinhado. Ele ocorre quando há um movimento contínuo da água. Nele, todas as moléculas fluem paralelamente em linha reta. São fluxos lentos, com menor resistência, que acontecem em razão da velocidade baixa e constante. A viscosidade nesse fluxo é alta. O **fluxo turbulento**, desalinhado e descontínuo, se caracteriza pelo movimento irregular da água. Nele, há o aumento da velocidade e a viscosidade é baixa.

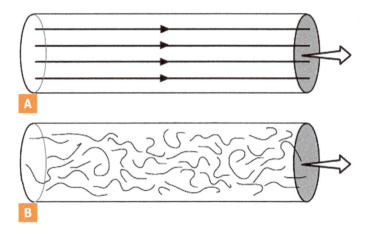

**Figura 4.** (a) Fluxo laminar, alinhado e contínuo. (b) Fluxo turbulento, desalinhado e descontínuo, com movimentação irregular da água.
**Fonte:** Transporte de sedimentos (2014, documento *on-line*).

Em razão desse fluxo desalinhado, o fluxo turbulento com influência da viscosidade se organiza em redemoinhos, formando as zonas de baixa pressão chamadas de **esteiras**. Com isso, o corpo é impulsionado para trás, caracterizando a força de arrasto. Quanto mais rápido for o movimento, maior será a força de arrasto, causando maior resistência ao movimento. A força de arrasto também pode facilitar a execução dos movimentos para o paciente e para o fisioterapeuta, dependendo do posicionamento de ambos. Quando o profissional se posiciona na frente do paciente, a resistência será vencida por ele. Assim, o movimento ficará mais fácil para o paciente.

A resistência friccional é decorrente da força de atrito, que depende da quantidade de superfície em contato com a água e da sua viscosidade. Quanto mais lisa for a superfície corporal, menor será a resistência friccional. No fluxo laminar, a resistência de fricção é diretamente proporcional à velocidade. Assim, é mais fácil se manter em equilíbrio ou se deslocar na água quando o fluxo é laminar.

No ambiente aquático, as reações de equilíbrio, coordenação e postura são estimuladas, pois não há locais para apoio e, em razão do efeito da flutuação e da turbulência, o indivíduo deve realizar alterações posturais para manter o equilíbrio. Conforme a evolução no tratamento, o fisioterapeuta pode realizar a progressão do exercício, formando turbulência em torno do paciente ou utilizando equipamentos, como flutuadores, que possibilitam o aumento da área de superfície e da turbulência, e tornozeleiras, que acrescentam mais dificuldade ao exercício. Com a turbulência da água, além do equilíbrio, há aumento da resistência, permitindo o ganho de força muscular (BIASOLI; MACHADO, 2006).

Os equipamentos flutuantes auxiliam nos movimentos que acontecem no sentido para cima. Também são indicados como suporte, garantindo maior estabilidade. Os flutuadores podem ser na forma de aquatubos, cintos, halteres, palmares ou tornozeleiras. A indicação de uso de cada equipamento dependerá do objetivo da intervenção profissional.

Além da piscina terapêutica, o efeito da turbulência pode ser observado no turbilhão terapêutico, um recurso de termoterapia associado à hidroterapia. Ele gera o turbilhonamento na água e é muito indicado para analgesia e relaxamento.

# Referências

ACCACIO, L. M. P.; SACCHELLI, T. Propriedades físicas da água. *In*: SACCHELLI, T.; ACCACIO, L. M. P.; RADI, A. L. M. *Fisioterapia aquática*. São Paulo: Manole, 2007.

AVANTE, A.; MARZO, S. Aplicação de Water Pilates no tratamento da espondilite anquilosante. *Revista Brasileira Nova Fisio*, 2007. Disponível em: https://www.novafisio. com.br/aplicacao-de-water-pilates-no-tratamento-da-espondilite-anquilosante/. Acesso em: 7 mar. 2021.

BIASOLI, M. C.; MACHADO, C. M. C. Hidroterapia: aplicabilidades clínicas. *RBM — Revista Brasileira de Medicina*, v. 63, n. 5, maio, 2006. Disponível em: https://biasolifisioterapia. com.br/publicacoes/028rbm4.pdf. Acesso em: 7 mar. 2021.

CAROMANO, F. A.; NOWOTNY, J. P. Princípios físicos que fundamentam a hidroterapia. *Fisioterapia Brasil*, v. 3, n. 6, nov./dez. 2002. Disponível em: https://www.portalatlanticaeditora.com.br/index.php/fisioterapiabrasil/article/download/2991/4780. Acesso em: 7 mar. 2021

ÇENGEL, Y. A.; CIMBALA, J. M. *Mecânica dos fluidos*: fundamentos e aplicações. 3. ed. Porto Alegre: AMGH, 2015.

FORNAZARI, L. P. *Fisioterapia aquática*. Guarapuava: Unicentro, 2012.

HEWITT, P. G. *Física conceitual*. 12. ed. Porto Alegre: Bookman: 2015.

SANTOS, F. C.; SANTOS, W. M. S.; BERBAT, S. C. Uma análise da flutuação dos corpos e o princípio de Arquimedes. *Revista Brasileira de Ensino de Física*, v. 29, n. 2, p. 295-298, 2007. Disponível em: https://www.scielo.br/pdf/rbef/v29n2/a15v29n2.pdf. Acesso em: 7 mar. 2021.

TITÃS da ciência. 2. ed. São Paulo: El Ateneo, 1960. (Coleção Os Titãs, v. 5).

TRANSPORTE de sedimentos. 2014. (Apostila da Disciplina Princípios de Geologia Sedimentar, Curso de Geociências, Instituto de Geociências, Universidade de São Paulo). Disponível em: https://edisciplinas.usp.br/pluginfile.php/3021458/mod_resource/content/2/Aula%203%20-%20formas%20de%20leito.pdf. Acesso em: 7 mar. 2021.

## Fique atento

Os *links* para *sites* da *web* fornecidos neste capítulo foram todos testados, e seu funcionamento foi comprovado no momento da publicação do material. No entanto, a rede é extremamente dinâmica; suas páginas estão constantemente mudando de local e conteúdo. Assim, os editores declaram não ter qualquer responsabilidade sobre qualidade, precisão ou integralidade das informações referidas em tais *links*.

# Efeitos fisiológicos da imersão

*Gabriela Souza de Vasconcelos*

### OBJETIVOS DE APRENDIZAGEM

> Discutir as alterações fisiológicas durante a imersão em repouso.
> Explicar as alterações fisiológicas durante a imersão em exercício.
> Identificar os efeitos fisiológicos após a imersão.

## Introdução

A fisioterapia aquática tem sido cada vez mais utilizada na reabilitação física de muitas doenças e disfunções cinético-funcionais, como as doenças cardíacas, respiratórias, neurológicas, ortopédicas, esportivas e reumatológicas. De fato, os benefícios da fisioterapia aquática são indiscutíveis; porém, algumas informações precisam ser consideradas na hora de indicar ou contraindicar essa terapia física. Daí a importância de o fisioterapeuta conhecer os efeitos fisiológicos da imersão em repouso e em exercício, bem como os efeitos após a imersão, para identificar se a fisioterapia aquática é adequada para o paciente naquele momento.

Neste capítulo, vamos tratar dos efeitos fisiológicos decorrentes da imersão em repouso e em exercício, assim como os efeitos fisiológicos após a imersão.

## Alterações fisiológicas durante a imersão em repouso

O meio aquático é utilizado como forma de tratamento há muitos anos, mas apenas recentemente, com o avanço da fisioterapia, esse recurso se tornou uma importante estratégia da reabilitação física. O fisioterapeuta pode promover a reabilitação física de seus pacientes aplicando a água nos diversos ambientes e contextos e em seus diferentes estados físicos. Exemplos incluem hidroterapia, hidrocinesioterapia, balneoterapia, crenoterapia, cromoterapia, termalismo, duchas, compressas, vaporização/inalação, crioterapia e talassoterapia (CONSELHO FEDERAL DE FISIOTERAPIA E TERAPIA OCUPACIONAL, 2014).

Entretanto, para a adequada utilização desse recurso, é fundamental que, antes de mais nada, o fisioterapeuta conheça os efeitos provocados pela imersão em repouso. A seguir, portanto, são detalhados os efeitos da imersão em repouso nos sistemas cardiovascular, respiratório, renal, hormonal, nervoso e musculoesquelético. Esses efeitos estão resumidos no Quadro 1, apresentado na próxima seção.

## Sistema cardiovascular

No sistema cardiovascular, os efeitos da imersão estão relacionados com a pressão hidrostática e com a temperatura da água. Assim que a pessoa entra na água, a imersão causa bradicardia, vasoconstrição periférica e, consequentemente, o desvio de sangue para os órgãos vitais. Esse deslocamento do sangue das extremidades para o tronco gera aumento do retorno venolinfático, da pressão intratorácica, da pressão venosa central, pressão arterial pulmonar e do volume de ejeção. Além disso, ocorre aumento do débito cardíaco (volume sanguíneo *versus* frequência cardíaca), visto que há um aumento do volume sanguíneo e uma redução no número de batimentos cardíacos (diminuem, aproximadamente, 10 batimentos por minuto ou 5% da frequência cardíaca) (HALL; BISSON; O'HARE, 1990; BRODY; GEIGLE, 2009).

Além disso, em função da imersão em água aquecida, ocorrem o aumento da circulação sanguínea, a vasodilatação periférica e a melhora do suprimento sanguíneo para as extremidades e do retorno venoso (RUOTI; MORRIS; COLE, 2000).

## Sistema respiratório

Os efeitos da imersão no sistema respiratório são decorrentes da pressão hidrostática. Resumidamente, ocorre um aumento da pressão intratorácica e da pressão transmural nos grandes vasos, o que implica um aumento do trabalho respiratório e a redução da capacidade vital e do volume de reserva expiratório. Portanto, de modo geral, os efeitos no sistema respiratório são aumento do volume central e compressão da caixa torácica e do abdome (HALL; BISSON; O'HARE, 1990; BRODY; GEIGLE, 2009).

## Sistema renal

No sistema renal, os efeitos da imersão incluem o aumento do débito urinário (diurese), com perda de volume plasmático, de sódio (natriurese) e de potássio (potassiurese). Segundo Hall, Bisson e O'Hare (1990) e Brody e Geigle (2009), a **diurese** é um mecanismo compensador homeostático e tem a função de equilibrar a distensão sofrida pelos receptores de pressão do sistema cardiovascular.

A pressão sobre o sistema cardiovascular provoca uma resposta vagal, aumentando o transporte tubular de sódio e diminuindo a resistência vascular renal pela supressão de vasopressina, renina e aldosterona plasmática. Essa resposta vagal é maximizada na imersão em água fria (HALL; BISSON; O'HARE, 1990; BRODY; GEIGLE, 2009).

## Sistema nervoso

No sistema nervoso, o efeito associado com a imersão em repouso é a diminuição da sensação dolorosa. A água aquecida e a turbulência conseguem bloquear terminações nervosas, visto que a transmissão de impulsos nervosos é mais rápida nas fibras do calor e do tato do que nas fibras da dor (SKINNER; THOMSON, 1985; BRODY; GEIGLE, 2009).

## Sistema endócrino

De acordo com Becker e Cole (2000) e Ruoti, Morris e Cole (2000), o sistema hormonal é um importante regulador das funções dos demais sistemas corporais e, por isso, muitas alterações hormonais acarretam consequências aos sistemas cardiovascular, renal e nervoso.

Com a imersão, ocorre o aumento do hormônio peptídeo natriurético atrial, que estimula o aumento do volume sanguíneo no tronco, do débito cardíaco e do retorno venoso. Esse aumento do fluxo sanguíneo nos rins favorece o aumento da liberação de creatinina e a inibição da produção de aldosterona e do hormônio antidiurético, contribuindo para aumento do débito urinário.

Com relação ao sistema nervoso, com a imersão, ocorre a liberação de neurotransmissores de forma alternada, com a liberação de catecolaminas, gerando uma redução dos níveis de epinefrina e norepinefrina. A epinefrina e a norepinefrina aumentam o limiar para dor das pessoas, ou seja, a pessoa passa a tolerar mais a sensação dolorosa (BECKER; COLE, 2000; RUOTI; MORRIS; COLE, 2000).

## Sistema musculoesquelético

Os efeitos da imersão no sistema musculoesquelético ocorrem em função da pressão hidrostática e da temperatura da água, estando diretamente relacionados com os efeitos no sistema cardiovascular (SKINNER; THOMSON, 1985; BRODY; GEIGLE, 2009).

Segundo Skinner e Thomson (1985) e Brody e Geigle (2009), com a imersão, ocorre o aumento do fluxo sanguíneo nas extremidades e, consequentemente, para os músculos, resultando em diminuição dos espasmos musculares, em melhor distribuição de oxigênio, em melhor nutrição tecidual e no estímulo da cicatrização tecidual. Além disso, a imersão favorece a eliminação de edemas e diminui a compressão articular, o que permite realizar intervenções fisioterapêuticas precoces e seguras em comparação com a fisioterapia no solo.

### Saiba mais

A imersão em água fria e a recuperação ativa são tratamentos comuns de recuperação pós-exercício. A principal suposição sobre os benefícios da imersão em água fria é que ela reduz a inflamação musculoesquelética. No entanto, não existem dados disponíveis para apoiar essa suposição, e recente estudo comprovou que a imersão em água fria não é mais eficaz do que a recuperação ativa para minimizar as respostas inflamatórias e de estresse no músculo após exercícios de resistência (PEAKE *et al.*, 2017).

A maioria dos efeitos fisiológicos observados com a imersão em repouso vão perdurar ou se intensificar com a prática de exercícios físicos em meio líquido. Além disso, muitos deles permanecerão durante várias horas após a imersão. Em função disso, é interessante que o profissional conheça essas alterações para avaliar, adequadamente, se a fisioterapia aquática é o recurso mais indicado para o paciente e, ainda, se o paciente tem condições clínicas de realizá-la (BECKER; COLE, 2000; RUOTI; MORRIS; COLE, 2000).

### Fique atento

Durante a reabilitação física no meio líquido, alguns efeitos da água devem ser considerados, como o térmico, o mecânico, o óptico e o químico, visto que eles podem interferir nas alterações fisiológicas associadas à imersão. O **efeito térmico** se caracteriza pela temperatura da água; já o **efeito mecânico** consiste nas propriedades físicas da água, como a viscosidade, a pressão hidrostática, a tensão superficial, a flutuação, a densidade e a gravidade específica; por sua vez, o **efeito óptico** se refere à distorção da imagem dentro da água; por fim, o efeito químico está relacionado com a utilização de substâncias na água, como cloro e ozônio (RUOTI; MORRIS; COLE, 2000).

Efeitos fisiológicos da imersão **35**

# Alterações fisiológicas durante a imersão em exercício

Os exercícios terapêuticos realizados dentro d'água, seja visando à melhora do desempenho ou à reabilitação física, diferem consideravelmente dos realizados no solo. Assim, os efeitos fisiológicos também são diferentes, de forma que é essencial que o fisioterapeuta conheça as particularidades inerentes aos exercícios terapêuticos em imersão (BECKER; COLE, 2000; RUOTI; MORRIS; COLE, 2000).

De um modo geral, os efeitos da imersão em repouso continuam durante a realização dos exercícios (Quadro 1). Assim como no solo, alguns desses efeitos podem ser potencializados em função do aumento da intensidade e da demanda energética (RUOTI; MORRIS; COLE, 2000).

**Quadro 1.** Alterações fisiológicas provocadas pela imersão em repouso nos diferentes sistemas corporais

| Sistema | Alterações fisiológicas |
|---|---|
| Cardiovascular | Pela pressão hidrostática: <br>■ bradicardia; <br>■ vasoconstrição periférica; <br>■ desvio de sangue para os órgãos vitais. <br><br>Pela temperatura da água: <br>■ aumento da circulação sanguínea; <br>■ vasodilatação periférica; <br>■ aumento do suprimento sanguíneo para as extremidades; <br>■ aumento do retorno venoso. |
| Respiratório | Pela pressão hidrostática: <br>■ aumento do volume central; <br>■ compressão da caixa torácica e do abdome. |
| Renal | Pela pressão hidrostática e pela temperatura: <br>■ aumento da diurese; <br>■ perda de volume plasmático; <br>■ perda de sódio e de potássio. |
| Nervoso | Pela temperatura da água, redução da sensação dolorosa. |

*(Continua)*

*(Continuação)*

| Sistema | Alterações fisiológicas |
|---|---|
| Hormonal | Pela pressão hidrostática e pela temperatura da água:<br>■ aumento do hormônio peptídeo natriurético atrial;<br>■ aumento da liberação de creatinina;<br>■ inibição da produção de aldosterona e do hormônio antidiurético;<br>■ redução dos níveis de epinefrina e de norepinefrina. |
| Musculoesquelético | Pela pressão hidrostática e pela temperatura da água:<br>■ diminuição dos espasmos musculares;<br>■ aumento na distribuição de oxigênio;<br>■ nutrição tecidual;<br>■ estímulo da cicatrização tecidual;<br>■ controle de edemas;<br>■ diminuição da compressão articular. |

Em comparação com os exercícios realizados no solo, os exercícios realizados em ambiente aquático podem exigir maior ou menor gasto energético. Alguns exemplos de exercícios que exigem maior gasto energético quando realizados em imersão incluem ciclismo, natação e calistenia. Já caminhada, trote, corrida e subida e descida de degraus exigem menor gasto calórico no meio líquido em relação à prática no solo (RUOTI; MORRIS; COLE, 2000).

A seguir, serão descritas as alterações fisiológicas decorrentes da prática de exercícios em imersão.

## Sistema cardiovascular

Durante a realização de exercícios dentro d´água, ocorre um aumento da frequência cardíaca, do débito cardíaco, do volume de ejeção, da pressão arterial sistólica e da manutenção da pressão arterial diastólica, sendo esse aumento dependente da temperatura da água. Esses efeitos exigirão um aumento da força de contração do miocárdio e maior gasto energético (RUOTI; MORRIS; COLE, 2000; BRODY; GEIGLE, 2009).

## Sistema respiratório

No sistema respiratório, os efeitos da imersão em exercício são semelhantes aos da imersão em repouso. Conforme a intensidade aumenta, ocorre um aumento do trabalho respiratório e da frequência respiratória, bem como a redução da capacidade vital e do volume de reserva expiratório, como ocorre quando o exercício é realizado no solo. Essas alterações não sofrem interferência da temperatura da água (RUOTI; MORRIS; COLE, 2000; BRODY; GEIGLE, 2009).

## Sistema renal

Durante a realização de exercício em imersão, a diurese se mantém ou, até mesmo, pode ser aumentada. Isso está relacionado com o aumento da frequência cardíaca e do débito cardíaco, que aumentam durante o exercício, já que a diurese é um mecanismo útil para manter a homeostasia corporal e resulta do estímulo provocado pela pressão sobre o sistema cardiovascular (RUOTI; MORRIS; COLE, 2000; BRODY; GEIGLE, 2009).

## Sistema nervoso

Além do efeito analgésico, que também é obtido na imersão em repouso, a prática de exercícios dentro d´água estimula o sistema vestibular, visto que a instabilidade e o desequilíbrio provocados pela água permitem melhorar/ tratar os distúrbios proprioceptivos e de equilíbrio. Outros efeitos benéficos ao sistema nervoso incluem o desenvolvimento da coordenação motora e o estímulo da consciência corporal, gerados pelo apoio do meio líquido (SKINNER; THOMSON, 1985; BRODY; GEIGLE, 2009).

## Sistema endócrino

No sistema endócrino, os efeitos do exercício em imersão são semelhantes aos do repouso, embora estejam relacionados com a intensidade dos exercícios. Conforme aumenta a intensidade dos exercícios, aumentam as respostas fisiológicas do sistema endócrino (RUOTI, MORRIS, COLE, 2000).

## Sistema musculoesquelético

No sistema musculoesquelético, além dos efeitos da imersão em repouso, a viscosidade da água provoca uma resistência tridimensional, gerando contrações musculares sincronizadas. Soma-se a isso a possibilidade de que os pacientes com disfunções articulares, pós-operatórios e com traumas agudos que impossibilitem a descarga de peso sobre o segmento realizem os exercícios em meio líquido sem a compressão articular (SKINNER; THOMSON, 1985; BRODY; GEIGLE, 2009).

**Fique atento**

Uma alteração fisiológica importante no meio líquido é a **regulação da temperatura**. Durante a prática de exercícios no solo, a transpiração permite que o calor corporal seja dissipado, mas isso não ocorre no meio líquido; ou seja, a elevação da temperatura dentro d´água é maior. A temperatura corporal aumenta conforme a intensidade do exercício aumenta, e isso se dá tanto para o solo quanto para o meio líquido. Como forma de evitar uma elevação da temperatura corporal durante as modalidades aquáticas, ainda mais de longa duração, a água deve estar entre 17 e 34°C (SKINNER; THOMSON, 1985).

Os efeitos da imersão somados com os efeitos da prática de exercícios tornam a fisioterapia aquática uma importante estratégia da reabilitação física. Para maximizar esses efeitos e devolver a qualidade de vida e a função física do paciente, é fundamental que o fisioterapeuta entenda as alterações que podem ocorrer enquanto o paciente está realizando exercícios no meio líquido e após o término da atividade (RUOTI; MORRIS; COLE, 2000).

**Saiba mais**

Você sabia que o exercício aquático provoca adaptações fisiológicas positivas em gestantes? Busque, na internet, pelo artigo "Respostas fisiológicas ao exercício aquático em gestantes hipertensa e normotensa: relato de caso controle", de Rosa *et al.* (2019), para saber mais sobre o assunto.

# Efeitos fisiológicos após a imersão

A fisioterapia aquática tem sido utilizada em diferentes doenças e disfunções cinético-funcionais, como problemas neurológicos, reabilitação cardíaca e respiratória, tratamentos ortopédicos e reumatológicos, controle da dor crônica, entre tantos outros. A capacidade de resolver diferentes acometimentos e disfunções se deve aos efeitos fisiológicos da imersão e às propriedades da água (viscosidade, pressão hidrostática, tensão superficial, flutuação, densidade e gravidade específica) (RUOTI; MORRIS; COLE, 2000; DUTTON, 2010).

As alterações fisiológicas causadas pela imersão dependem da temperatura da água, da profundidade da piscina, da composição corporal, intensidade do exercício e de fatores individuais, como idade, gênero, comorbidades associadas, fobias, etc. (RUOTI; MORRIS; COLE, 2000). Porém, de um modo geral, a imersão, seja ela em repouso ou em exercício, provoca inúmeras alterações fisiológicas nos sistemas corporais. De acordo com Hall, Bisson e

Efeitos fisiológicos da imersão    **39**

O'Hare (1990) e Brody e Geigle (2009), essas alterações podem variar de um indivíduo para o outro, mas, normalmente, o que ocorre durante a imersão é a dilatação dos vasos sanguíneos, o aumento da frequência cardíaca, o aumento do suprimento sanguíneo periférico, o relaxamento muscular, o aumento do metabolismo da pele e dos músculos, o aumento da diurese, o aumento do metabolismo geral, o aumento da frequência respiratória e a analgesia, além do aumento da atividade das glândulas sudoríparas e sebáceas à medida que a temperatura interna também aumenta.

Depois da imersão, a tendência é que esses efeitos fisiológicos nos sistemas corporais retornem ao nível basal após algumas horas. Com a prática regular de exercícios terapêuticos em meio líquido, alguns benefícios e alterações podem ser mais duradouros ou se tornar permanentes (RUOTI; MORRIS; COLE, 2000). Por exemplo, segundo Hall, Bisson e O'Hare (1990) e Brody e Geigle (2009), no sistema cardiovascular, será possível observar um aumento no consumo de energia, bem como a melhora do retorno venoso e da irrigação sanguínea, resultando na estabilidade da pressão arterial.

Em função dessas alterações no sistema cardiovascular, os efeitos nos sistemas respiratório e renal também se mantêm após a imersão, mesmo que por algumas horas. No sistema respiratório, será possível observar melhora na capacidade aeróbica, melhora nas trocas gasosas e reeducação respiratória. Já no sistema renal, observa-se o aumento dos fluidos corporais, levando ao aumento da diurese (HALL; BISSON; O'HARE, 1990; BRODY; GEIGLE, 2009).

No sistema nervoso, em função da água aquecida, os efeitos tendem a durar até o resfriamento corporal ou o retorno à temperatura basal fora da água. Segundo Skinner e Thomson (1985) e Brody e Geigle (2009), esses efeitos são a redução da sensibilidade das terminações sensitivas, promovendo analgesia e diminuição do tônus muscular, devido ao relaxamento muscular e ao aumento do suprimento sanguíneo.

No sistema musculoesquelético, após a imersão, será possível observar a manutenção de alguns efeitos fisiológicos, como a redução do espasmo muscular, da dor e da fadiga muscular, a melhora do desempenho muscular e do condicionamento físico, a melhora da extensibilidade muscular (aumentando o alongamento muscular) e o aumento da amplitude de movimento (SKINNER; THOMSON, 1985; BRODY; GEIGLE, 2009).

Entre tantos efeitos associados à imersão em repouso e em exercício, é importante destacar alguns efeitos psicológicos que podem ocorrer após a imersão. Esses efeitos, como melhora da autoconfiança e da autoestima, relaxamento e organização de tensões emocionais, equilíbrio emocional e autocontrole, devem-se, em grande parte, a todos os efeitos alcançados com a imersão e com os exercícios realizados no meio líquido, que promovem melhora da qualidade de vida e da função física dos pacientes (RUOTI; MORRIS; COLE, 2000; DUTTON, 2010).

 **Fique atento**

Ruoti, Morris e Cole (2000) e Dutton (2010) afirmam que o tratamento em meio líquido pode ser desenvolvido com técnicas e métodos em repouso ou em exercício. As duas formas utilizarão as propriedades da água para gerar benefícios aos sistemas corporais. É importante ressaltar que a prática de exercícios na água será capaz de intensificar os efeitos fisiológicos da imersão e proporcionar ainda mais benefícios ao paciente.

O fisioterapeuta que se propõe a utilizar esse recurso deve ter conhecimento sobre os efeitos fisiológicos da imersão em repouso e em exercício, assim como sobre os efeitos esperados após a imersão, visto que podem agravar a condição clínica do paciente. Exemplos incluem pacientes com doenças cardíacas ou doenças respiratórias. Mesmo que não seja contraindicado que esse paciente realize exercícios em meio líquido, o fisioterapeuta deve monitorar a pressão arterial e a saturação de oxigênio, de acordo com os exemplos anteriores, para que a imersão em repouso ou em exercício não piore o quadro clínico ou cause algum tipo de fobia no paciente, tornando a experiência desagradável (RUOTI; MORRIS; COLE, 2000; DUTTON, 2010).

## Referências

BECKER, E. B.; COLE, A. J. *Terapia aquática moderna*. Barueri: Manole, 2000.

BRODY, L. T.; GEIGLE, P. R. *Aquatic exercise for rehabilitation and training*. Champaign: Human Kinetics, 2009.

CONSELHO FEDERAL DE FISIOTERAPIA E TERAPIA OCUPACIONAL. *Resolução nº 443, de 3 de setembro de 2014*. Disciplina a Especialidade de Fisioterapia Aquática e dá outras providências. Brasília, 26 set. 2014. Disponível em: https://www.coffito.gov.br/nsite/?p=3205. Acesso em: 24 fev. 2021.

DUTTON, M. *Fisioterapia ortopédica: exame, avaliação e intervenção*. 2. ed. Porto Alegre: Artmed, 2010.

HALL, J.; BISSON, D.; O'HARE, P. The physiology of immersion. *Physiotherapy*, v. 76, nº 9, p. 517–521, 1990.

PEAKE, J. M. *et al*. The effects of cold water immersion and active recovery on inflammation and cell stress responses in human skeletal muscle after resistance exercise. *Journal Physiology*, v. 595.3, p. 659–711, 2017.

ROSA, G. *et al.* Respostas fisiológicas ao exercício aquático em gestantes hipertensa e normotensa: relato de caso controle. *Revista de Investigación en Actividades Acuáticas*, v. 3, nº 5, p. 14–17, 2019. Disponível em: https://revistas.innovacionumh.es/index.php/investigacionactividadesacuatica/article/download/419/769/2172. Acesso em: 18 fev. 2021.

RUOTI, R. G.; MORRIS, D. M.; COLE, A. J. *Reabilitação aquática.* Barueri: Manole, 2000.

SKINNER, A. T.; THOMSON, A. M. *Duffield*: exercícios na água. 3. ed. Barueri: Manole, 1985.

## *Fique atento*

Os *links* para *sites* da *web* fornecidos neste capítulo foram todos testados, e seu funcionamento foi comprovado no momento da publicação do material. No entanto, a rede é extremamente dinâmica; suas páginas estão constantemente mudando de local e conteúdo. Assim, os editores declaram não ter qualquer responsabilidade sobre qualidade, precisão ou integralidade das informações referidas em tais *links*.

# Métodos e técnicas em fisioterapia aquática: Bad Ragaz

*Sheila Melissa Boff*

## OBJETIVOS DE APRENDIZAGEM

> Descrever o conceito e a definição do método Bad Ragaz.
> Explicar os padrões isotônicos de Bad Ragaz.
> Identificar os padrões isométricos de Bad Ragaz.

## Introdução

A fisioterapia aquática é um recurso terapêutico muito amplo e dispõe de inúmeras técnicas específicas. O método dos anéis de Bad Ragaz é uma destas abordagens e consiste na realização de exercícios funcionais na posição horizontal. O paciente é sustentado por flutuadores e o fisioterapeuta promove estabilização, resistindo ou facilitando os movimentos com o auxílio das propriedades físicas da água.

Neste capítulo, você vai conhecer o método dos anéis de Bad Ragaz e sua relevância no contexto aquático terapêutico. Além disso, verá como executar alguns dos principais padrões de exercícios isotônicos e isométricos que embasam a técnica em questão.

# Características do método dos anéis de Bad Ragaz

## Conceito

O método dos anéis de Bad Ragaz é uma técnica da fisioterapia aquática que associa exercícios em flutuação sustentada às propriedades físicas da água. Ruoti, Morris e Cole (2000) afirmam que as propriedades de flutuação, turbulência, pressão hidrostática, tensão superficial e temperatura favorecem um programa de exercícios de resistência progressiva, estabilização e relaxamento.

O método foi desenvolvido ao longo dos anos nas águas termais da cidade de Bad Ragaz, na Suíça, as quais foram canalizadas e disponibilizadas para banhos. A utilização com finalidade terapêutica mais evidente ocorreu no ano de 1930, quando terapeutas tratavam pacientes com paralisias e limitação de movimentos. Utilizavam-se pranchas, correias e corrimões para manter o paciente fixo na água para que realizasse determinados movimentos.

Em 1957, Nele Ipsen introduziu os padrões de exercícios desenvolvidos pelo médico alemão Dr. Knupfer, baseados em conceitos de neurofisiologia de treinamento. O refinamento da técnica obtida a partir das práticas do Dr. Knupfer introduziu o posicionamento horizontal do paciente no meio líquido, sustentado por meio de anéis de flutuação no pescoço, no quadril e nos tornozelos. Como os flutuadores inicialmente tinham formatos circulares, surgiu a nomenclatura "anéis" de Bad Ragaz.

Uma década depois, em 1967, os fisioterapeutas Bridget Davis e Verena Laggatt incorporaram os padrões da facilitação neuromuscular proprioceptiva (FNP) de Margareth Knott, acrescentando à técnica padrões de movimentos diagonais tridimensionais.

A FNP, de acordo com Rosário (2011), segue padrões de movimentos em diagonais e espirais, respeitando os padrões de movimentos funcionais, recrutando grandes grupos musculares. Esse método, por meio de facilitação, inibição, fortalecimento e relaxamento muscular, favorece a coordenação e o sincronismo e utiliza padrões específicos de movimento, bem como estímulos aferentes para promover um efeito neuromuscular.

Rosário (2011) ainda acrescenta que as técnicas utilizam contrações musculares concêntricas, excêntricas (isotônicas) e isométricas, combinadas com resistência graduada e procedimentos facilitatórios adequados, todos ajustados para atingir as necessidades individuais do paciente. Alguns dos princípios da FNP adaptados para o método dos anéis de Bad Ragaz, segundo Ruoti, Morris e Cole (2000), são os descritos a seguir.

- A resistência nos exercícios isotônicos e isométricos pode ser controlada pelo próprio paciente.
- O apoio e as fixações manuais do fisioterapeuta facilitam o movimento devido à estimulação da pele, dos músculos e dos proprioceptores.
- Os comandos verbais precisos do fisioterapeuta favorecem o movimento ativo do paciente.
- Os padrões de exercícios de "empurrar" e "puxar" atuam sobre as articulações e terminações nervosas sensitivas e auxiliam o reflexo de estiramento do músculo.
- Há estimulação da musculatura mais fraca pela facilitação dos músculos mais fortes, fenômeno denominado irradiação.
- A graduação de dificuldade dos exercícios é progressiva conforme as resistências manuais (distais e proximais) do fisioterapeuta — devido à participação direta do fisioterapeuta, o paciente pode ser avaliado de maneira constante e a resistência dos exercícios pode ser alterada.
- Os padrões de movimentos ocorrem de maneira natural e funcional.

## Descrição da técnica

O posicionamento inicial do paciente é em flutuação supina, sustentado por três anéis — o flutuador cervical, o cinto pélvico e os flutuadores dos tornozelos — é fundamental para se obter a estabilização do indivíduo e o adequado manuseio do fisioterapeuta. O flutuador cervical posiciona a cabeça e o pescoço, fazendo com que permaneçam acima do nível da água; o flutuador pélvico mantém o centro de gravidade; e o flutuador de tornozelos sustenta os membros inferiores.

A partir dessa posição básica, o fisioterapeuta determina qual abordagem vai utilizar, de acordo com seus objetivos definidos previamente. Para isso, conforme Ruoti, Morris e Cole (2000), o paciente pode realizar o exercício ativamente de três modos: isocineticamente, isotonicamente e isometricamente. Já passivamente, o fisioterapeuta pode promover um relaxamento.

Desta forma, podemos compreender quatro abordagens diferentes, resumidas no Quadro 1.

**Quadro 1.** Abordagens do método dos anéis de Bad Ragaz

|  | Paciente | Fisioterapeuta |
|---|---|---|
| **Isotônica** | Realiza determinado movimento ativamente | Atua como um estabilizador movendo-se a partir do movimento do paciente na água. O fisioterapeuta pode movimentar o paciente na água na mesma direção do movimento ou em direção oposta ao movimento, graduando desta forma a resistência. |
| **Isocinética** | Realiza o exercício ativamente. Gradua e controla, ajustando a velocidade do movimento na água. | Atua como um estabilizador. |
| **Isométrica** | Mantém a contração isométrica, com a posição fixa. | Guia o movimento e move o paciente pela superfície da água, gerando resistência. |
| **Passiva** | Mantém-se relaxado. | Move o paciente pela superfície da água utilizando padrões que relaxam, alongam e inibem tônus. Essa abordagem é utilizada principalmente em casos de dor e para ensinar o padrão do movimento ao paciente (propriocepção). |

## Indicações

É uma técnica indicada para variadas situações, sendo possível utilizá-la quando se objetiva, por exemplo:

- aumentar a amplitude de movimento articular;
- obter relaxamento corporal ou de algum segmento;
- melhorar o alinhamento e a estabilidade do tronco;
- aumentar a mobilidade dos tecidos miofascial e neural;
- promover a melhora da força e da função muscular;
- restaurar o padrão normal de movimento;
- favorecer os membros inferiores para a descarga de peso;
- melhorar a resistência geral.

De uma forma específica, pode ser recomendada em condições neurológicas, como traumatismos cranianos, doença de Parkinson, acidente vascular encefálico, paraplegias; distúrbios ortopédicos, como em pré e pós-cirúrgicos de tronco e extremidades, fraturas e lesões em tecido moles; doenças reumatológicas, como espondilite anquilosante, artrite reumatoide, osteoartrite; além disso, pacientes de mastectomias e cirurgias cardíacas também podem ser beneficiados.

## Precauções da técnica

A indicação da fisioterapia aquática, de uma forma geral, segue algumas diretrizes, portanto, mesmo nos pacientes sem restrição às atividades no meio líquido, é importante ter certas precauções relacionadas ao uso desse método.

- Deve-se ter atenção a pacientes com condições neurológicas nas quais exercícios ativos e resistidos aumentam a espasticidade. Nesses casos, atividades rápidas e fatigantes devem ser evitadas.
- Durante o tratamento, os pacientes recebem grande estímulo vestibular, devido aos deslocamentos na água, por isso, é importante ter cautela com pessoas com alterações labirínticas. Em alguns pacientes com má tolerância a estimulação vestibular o uso da técnica pode ser contraindicado.
- Pacientes com alterações agudas na coluna ou nas extremidades também precisam de observação, pois há a possibilidade de alongar de uma forma danosa articulações doloridas, edemaciadas e com frouxidão. Por isso, é importante atentar-se aos quadros agudos de dor e instabilidade articular.

## Condições estruturais adequadas

Para a execução adequada da técnica, certas condições estruturais são relevantes.

- Dependendo do exercício, há a necessidade dos três flutuadores posicionados na cervical, na pelve e nos membros inferiores — nos tornozelos ou na região poplítea.
- A indicação da temperatura da água varia na literatura; mas uma temperatura adequada abrange o intervalo de 33º a 35ºC.

48 Métodos e técnicas em fisioterapia aquática: Bad Ragaz

■ A piscina deve ter de 0,90 a 1,20 metros de profundidade, dependendo da altura do fisioterapeuta, pois esse detalhe vai favorecer sua fixação para poder desempenhar a função que o método exige. Além disso, é recomendado por Ruoti, Morris e Cole (2000) que a piscina tenha, pelo menos, uma área livre de 2,1 m por 2,4 m para ser possível a execução dos padrões.

## Posição do paciente

A posição do paciente é na horizontal, durante toda a execução do método de anéis de Bad Ragaz. O fisioterapeuta deve colocar o colar cervical no paciente ainda em pé. Este equipamento vai promover um relaxamento da região e manter as orelhas do paciente fora da água, favorecendo a comunicação do fisioterapeuta com ele. Em seguida, deve auxiliá-lo a deitar-se na água, quando serão posicionados os demais flutuadores que, de uma forma geral, incluem o apoio na pelve ao nível vertebral de L5-S2 e o apoio nos tornozelos ou na região poplítea, para dar maior sustentação ao corpo.

## Fisioterapeuta

Para que o fisioterapeuta desenvolva bem a técnica, é importante que a profundidade da água favoreça sua fixação e os deslocamentos necessários. Para isso, sugere-se um nível de água por volta dos níveis vertebrais de T8 a T10 ou na altura do processo xifoide.

Para maior estabilidade e aderência, o ideal é que o fisioterapeuta posicione-se com os pés na mesma distância da largura dos ombros ou um pé à frente do outro, mantendo quadril e joelhos em semiflexão. É possível ainda utilizar caneleiras com pesos e/ou calçados apropriados para favorecer a estabilização do fisioterapeuta.

O fisioterapeuta deve atentar-se a dois detalhes da técnica.

1. **Pegas:** referem-se ao posicionamento adequado das mãos do fisioterapeuta. Os contatos manuais do fisioterapeuta favorecem a estimulação cutânea e de pressão, além de informar a direção correta do movimento. A pega do fisioterapeuta pode promover fixação, resistência, apoio, estimulação proprioceptiva e/ou direcionamento do movimento, sendo fundamental para a aplicação da técnica.

2. **Comandos verbais:** são as instruções ao paciente do que e quando fazer. O fisioterapeuta deve usar uma linguagem clara e concisa. Os comandos devem ser combinados, havendo uma demonstração passiva do movimento para ensinar ao paciente o que se pretende executar.

## Tratamento

Sugere-se que a utilização deste método na sessão deva variar de 5 a 30 minutos no máximo, para evitar fadiga, pois os exercícios produzem contrações e grandes esforços para o paciente. É possível alternar as técnicas ativas, com um trabalho passivo para relaxar e alongar.

A progressão dos exercícios ocorre com a utilização de vários recursos, como os listados a seguir:

- com a aplicação de movimentos de maior amplitude;
- pela alteração de direção do movimento;
- com o aumento da velocidade do movimento;
- pelo uso de menor número de flutuadores ou apoios;
- com alteração do braço de alavanca;
- pela mudança da pegada proximal (mais fácil) para distal (mais resistência);
- com a utilização de materiais extras que aumentam a superfície de contato, por exemplo, o uso dos palmares nas mãos.

Considerando que os exercícios do método dos anéis de Bad Ragaz baseiam-se nas premissas básicas da FNP adaptadas para o meio aquático, para um melhor entendimento, é possível classificar os padrões de movimentos conforme a representação na Figura 1.

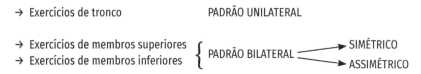

**Figura 1.** Padrões de movimentos do método dos anéis de Bad Ragaz.

# Padrões de exercícios isotônicos do método dos anéis de Bad Ragaz

Exercícios isotônicos, segundo Bates e Hanson (1998), envolvem movimentação por toda uma amplitude de movimento, seja ela total ou parcial. Durante esta, a resistência é mantida constante com velocidade variável. Por exemplo: ocorre quando o paciente realiza um determinado movimento ativamente, a certa velocidade, enquanto o fisioterapeuta aplica uma resistência manual constante.

O método dos anéis de Bad Ragaz permite que uma grande variedade de exercícios seja desenvolvida. Uma das maneiras de trabalho é pelo padrão isotônico, em que o fisioterapeuta atua como estabilizante, movendo-se à medida que o paciente executa seu exercício em uma posição horizontal, sustentado pelos anéis de flutuação. A seguir, serão descritos exemplos de padrões de exercícios isotônicos dessa técnica, adaptados e baseados na descrição de Cechetti *et al.* (2019) e Lambeck (2006) para favorecer a compreensão.

## Padrões isotônicos de tronco

### 1. Flexão lateral isotônica de tronco

**Paciente:** na posição supina, utilizando os flutuadores na cervical, na lombar e nos tornozelos ou na região poplítea.

**Fisioterapeuta:** dependendo do objetivo, pode posicionar-se entre os membros inferiores do paciente ou atrás da sua cabeça.

**Pega do fisioterapeuta:**

- Fácil — mãos posicionam-se lateralmente, apoiadas na pelve.
- Intermediária — os polegares ficam direcionados na axila, enquanto os dedos apoiam-se na escápula ou costelas.
- Difícil — o paciente posiciona as mãos embaixo do flutuador cervical e o fisioterapeuta segura pelos cotovelos.

**Orientação do fisioterapeuta ao paciente:** Deite alinhado, olhando para o teto da piscina. Membros inferiores retificados. Dedos para cima. Puxe pernas para esquerda. Reverta. Não flexione os quadris. Este é um movimento apenas de flexão lateral.

## 2. Rotação isotônica com flexão: flexão, flexão lateral e rotação da coluna

**Paciente:** deitado utilizando flutuadores na cervical, lombar e tornozelos ou região poplítea.

**Fisioterapeuta:** dependendo do objetivo, pode posicionar-se entre os membros inferiores do paciente ou atrás da sua cabeça.

**Pega do fisioterapeuta:**

- Fácil — mãos posicionam-se lateralmente, apoiadas na pelve.
- Intermediária — os polegares ficam direcionados na axila, enquanto os dedos apoiam -se na escápula ou costelas.
- Difícil — o paciente posiciona as mãos embaixo do flutuador cervical e o fisioterapeuta segura pelos cotovelos.

**Orientação:** Permaneça com as pernas estendidas. Direcione os dedos de seus pés para o lado esquerdo. Girando seu tronco também para o mesmo lado, realize o giro.

## 3. Rotação isotônica de tronco com extensão: extensão, flexão lateral e rotação da coluna

**Paciente:** posicionado em decúbito dorsal e sustentado pelos anéis flutuadores (cervical, lombar e membros inferiores).

**Fisioterapeuta:** fica fixo e o paciente realiza o movimento. Dependendo do objetivo pode posicionar-se entre os membros inferiores do paciente ou atrás de sua cabeça.

**Pega do fisioterapeuta:**

- Fácil — mãos posicionam-se lateralmente, apoiadas na pelve.
- Intermediária — os polegares ficam direcionados na axila, enquanto os dedos apoiam-se na escápula ou costelas.
- Difícil — o paciente posiciona as mãos embaixo do flutuador cervical e o fisioterapeuta segura pelos cotovelos.

**Orientação:** Girando o tronco para o lado esquerdo, mantenha-o sempre dentro da água. Direcione sua cabeça em direção à sua perna direita (Quando o apoio for na pelve).

Métodos e técnicas em fisioterapia aquática: Bad Ragaz

Mantenha suas pernas estendidas. Direcione seus dedos dos pés para o lado esquerdo e procure trazer os pés em direção à mão direita (Quando o apoio for na axila ou cervical).

## Padrões isotônicos de membros superiores

### 1. Padrão unilateral: flexão; abdução; rotação externa e extensão; adução; rotação interna de ombro

**Paciente:** posicionado na horizontal e sustentado pelos anéis flutuadores nas três regiões.

**Fisioterapeuta:** posiciona-se lateralmente, no lado do membro superior que será trabalhado.

*a) Flexão, abdução e rotação externa (movimento inicial)*

**Pega do fisioterapeuta:** A mão distal do fisioterapeuta fica no dorso da mão do paciente, mantendo o polegar e os demais dedos do fisioterapeuta acompanhando os dedos do paciente. A mão proximal do fisioterapeuta estabiliza o paciente, apoiando na escápula.

**Orientação:** Abra a mão, empurre o braço esticado para longe, abrindo-o com o polegar para baixo.

*b) Extensão, adução e rotação interna (retorno do movimento)*

**Pega do fisioterapeuta:** A mão proximal do fisioterapeuta estabiliza o paciente pela escápula.

**Orientação:** Pegue na minha mão e gire-a, fechando seu braço até encostar no corpo; e mantenha seu polegar para cima.

### 2. Padrão bilateral simétrico: abdução e adução de ombro; flexão e extensão de cotovelo

**Paciente:** com flutuadores em cervical, lombar e região poplítea. Paciente parte da posição de 90° de abdução de ombro e 90° de flexão de cotovelo, em rotação externa de ombro.

**Fisioterapeuta:** posiciona-se cefalicamente ao paciente.

**Pega do fisioterapeuta:** segura as duas mãos. Posiciona polegar e os outros dedos sobre o punho do paciente.

**Orientação:** Segure minha mão, me puxando e me empurrando, estendendo e fletindo o cotovelo.

## 3. Padrão unilateral

**Paciente:** utilização dos três flutuadores.

**Fisioterapeuta:** posiciona-se fixado cefalicamente ao paciente.

*a) Flexão, adução e rotação externa de ombro + supinação + flexão de punho e dedos (movimento inicial)*

**Pega do fisioterapeuta:** mão na palma da mão do paciente.

**Orientação:** Leve sua mão em direção à sua boca, fletindo cotovelo, punho e dedos.

*b) Extensão, abdução e rotação interna de ombro + pronação + extensão de punho e dedos (retorno do movimento)*

**Pega do fisioterapeuta:** mão no dorso da mão do paciente.

**Orientação:** Traga o braço para a lateral do corpo, esticando o cotovelo e estendendo seu punho e seus dedos.

## Padrões isotônicos de membros inferiores

### 1. Padrão unilateral: flexão de quadril, flexão de joelho e dorsiflexão

**Paciente:** em supino, utilização de flutuadores — na região cervical, do quadril e do tornozelo do membro inferior não trabalhado. Move-se na superfície da água.

**Fisioterapeuta e pega:** posiciona-se na frente do paciente, apoiando o calcanhar com uma das mãos. Com a outra mão, apoia com os quatros dedos o dorso do pé e com o polegar a planta do pé. O fisioterapeuta irá resistir ao movimento de flexão e extensão do membro inferior. Na flexão, apoiando os quatro dedos no dorso do pé e, durante a extensão, apoiando o polegar na planta do pé.

**Orientação:** Dobre a perna e puxe seu pé em direção ao seu nariz, em seguida estique a perna, empurrando minha mão.

## 2. Padrão unilateral: abdução de quadril e rotação interna + adução de quadril e rotação externa

**Paciente:** deitado, sustentado pelos flutuadores na cervical, no quadril e no tornozelo do membro inferior que será trabalhado.

**Fisioterapeuta:** posiciona-se ao lado do paciente.

**Pega do fisioterapeuta:** mão proximal na região poplítea e a outra no quadril, dando apoio ao membro sem flutuador. O membro com flutuador é que executará o movimento solicitado.

**Orientação:** Afaste a perna, faça ponta de pé, mantendo as plantas dos pés direcionadas uma para a outra. Em seguida, feche a perna e tente posicionar a planta do pé para fora.

## 3. Padrão bilateral simétrico

**Paciente:** utiliza flutuadores cervical e pélvico e, em supino, movimenta-se ativamente aproximando-se ou afastando-se do fisioterapeuta.

**Fisioterapeuta e pega:** posicionado na frente do paciente, apoia os pés do paciente apoiando os quatro dedos na borda lateral e o polegar na borda medial.

*a) Flexão, abdução e rotação interna de quadril + flexão de joelho + dorsiflexão de tornozelo*

**Orientação:** Puxe as pernas, dobrando com os joelhos para dentro, mas sem encostar um no outro. Lembre-se de puxar a ponta do pé na direção do seu nariz.

*b) Extensão, adução e rotação externa de quadril + extensão de joelho + plantiflexão de tornozelo (retorno do movimento)*

**Orientação:** Retorne com as pernas estendidas. Os joelhos devem apontar para fora, e as pernas devem encostar uma na outra, empurrando a ponta do pé em minha direção.

## 4. Padrão bilateral simétrico: extensão, adução e rotação externa de quadril + extensão de joelho de tronco + flexão, abdução e rotação interna de quadril+ extensão de joelho e de tronco

**Paciente:** utiliza flutuadores cervical e pélvico e, em supino, movimenta-se ativamente aproximando-se ou afastando-se do fisioterapeuta.

**Fisioterapeuta:** posicionado na frente do paciente, segurando os dois pés do paciente.

**Pega do fisioterapeuta:** segurando a planta do pé do paciente, mantendo os quatro dedos de sua mão na borda lateral e o polegar na borda medial. As mãos do fisioterapeuta devem deslizar para as plantas dos pés no retorno do movimento.

**Orientação:** Inicie com suas pernas esticadas e fechadas. Em seguida, puxe em direção ao seu nariz e abra as pernas. Com os joelhos apontando para dentro e estendidos, tente sentar na água.

# Padrões isométricos do método dos anéis de Bad Ragaz

No exercício isométrico, há o aumento do tônus de um músculo ou grupo muscular, sem que haja movimento do segmento corporal envolvido. Conforme Bates e Hanson (1998), esse exercício poderia ser definido como uma contração estática.

No método dos Anéis de Bad Ragaz há a possibilidade de propor padrões de exercícios isométricos. Nesses padrões, o fisioterapeuta desloca o paciente pela superfície da água enquanto solicita determinado movimento isométrico. Pode-se também fazer uma combinação de movimentos isométricos e isotônicos, caracterizando padrões de movimentos bilaterais assimétricos. A seguir, são apresentados exemplos de padrões isométricos do método dos anéis de Bad Ragaz.

## Padrões isométricos de membros inferiores

### 1. Padrão unilateral isométrico: flexão, extensão do joelho

**Paciente:** em supino, utilizando flutuadores — na região cervical, do quadril e do tornozelo do membro inferior não trabalhado.

**Fisioterapeuta:** posiciona-se na frente do paciente, segurando a perna a ser trabalhada.

**Pega do fisioterapeuta:** apoiando na parte anterior da perna a ser tratada. O joelho mantém-se em flexão e o fisioterapeuta fixa a posição. No momento em que o paciente fizer a extensão, o fisioterapeuta deve resistir ao movimento enquanto o paciente permanece com a contração.

**Orientação:** Estenda a perna, empurrando minha mão. Mantenha empurrando.

## 2. Padrão bilateral assimétrico: plantiflexão e dorsiflexão

**Paciente:** em supino, utilizando flutuadores — na região cervical e do quadril. Realiza flexão dorsal isométrica no pé esquerdo simultaneamente à flexão plantar do pé direito.

**Fisioterapeuta:** posiciona-se na frente do paciente com uma mão em cada pé.

**Pega do fisioterapeuta:** mão esquerda no dorso do pé esquerdo e mão direita na planta do pé direito, resistindo aos movimentos assimétricos dos dois membros do paciente.

**Orientação:** Mantenha a contração. Puxe o pé esquerdo para cima em direção ao seu nariz, e empurre minha mão com seu pé direito. Mantenha a contração.

## 3. Padrão bilateral assimétrico

**Membro inferior 1 (isométrico):** extensão, adução, rotação externa de quadril e extensão de joelho.

**Membro inferior 2 (isotônico):** flexão, adução, rotação externa de quadril e flexão de joelho.

**Paciente:** utiliza flutuadores cervical e pélvico e em supino, movimenta-se ativamente aproximando-se ou afastando-se do fisioterapeuta.

**Fisioterapeuta:** posicionado na frente do paciente, segurando em ambos os pés.

**Pega do fisioterapeuta:**

- **Membro 1 em extensão (isométrico):** perna em deve realizar a pegada na planta do pé.
- **Membro 2 (isotônico):** segurando no dorso do pé.

**Orientação:** Mantenha a perna direita sempre esticada durante a realização do exercício. O joelho deve apontar para fora. Já a perna esquerda, puxe-a e empurre-a, mas sempre com o joelho direcionado para fora. Permaneça com as duas pernas fechadas.

## 4. Padrão bilateral assimétrico

**Membro inferior 1 (isométrico):** extensão, abdução, rotação interna de quadril e extensão de joelho.

**Membro inferior 2 (isotônico):** flexão, abdução, rotação interna de quadril e flexão de joelho.

**Paciente:** flutuadores cervical e pélvico.

**Fisioterapeuta:** posicionado na frente do paciente, segurando em ambos os pés. O fisioterapeuta é o ponto fixo.

**Pega do fisioterapeuta:**

- **Membro 1 (isométrico):** deve realizar a pegada na planta do pé.
- **Membro 2 (isotônico):** segurando no dorso do pé.

O fisioterapeuta é o ponto fixo, e somente o paciente se move na água.

**Orientação:** Mantenha a perna direita sempre esticada com o joelho apontando para dentro. Já a perna esquerda você deve puxar e empurar, mas sempre com o joelho direcionado para dentro.

# Padrões isométricos de tronco e membros superiores

## 1. Padrão unilateral: abdução e rotação externa de ombro, supinação, extensão de punho e dedos

**Paciente:** faz uso dos três flutuadores (cervical, pelve e membros inferiores). Irá mover-se na água, afastando-se do fisioterapeuta.

**Fisioterapeuta e pega:** posiciona-se fixado lateralmente ao paciente, com a mão no dorso da mão do paciente. O fisioterapeuta irá resistir a contração isométrica de abdução, rotação externa de ombro e supinação com extensão de punho e dedos.

**Orientação:** Tente me vencer. Procure levar o braço para cima, com ele esticado e, ao mesmo tempo, abra os dedos e estenda o punho.

## 2. Flexão lateral isométrica de tronco com tronco neutro

**Paciente:** flutuadores posicionados na cervical e na pelve.

**Fisioterapeuta:** entre os membros inferiores do paciente, o fisioterapeuta vai mover o paciente de um lado para o outro. Pode aumentar a velocidade do movimento e/ou promover mudanças bruscas e curtas para intensificar a exigência.

**Pega do fisioterapeuta:**

- Fácil — paciente com os braços longitudinalmente ao corpo.
- Difícil — paciente mantém os membros superiores em 90º de abdução de ombros.

**Orientação:** Mantenha-se com sua coluna estabilizada enquanto será deslocado na água.

## 3. Flexão isométrica de tronco

**Paciente:** flutuadores cervical e pélvico.

Paciente faz uma flexão de tronco isométrico e posiciona as mãos sobre os ombros do fisioterapeuta. Membros inferiores em extensão.

**Fisioterapeuta e pega:** com contato na região poplítea, o fisioterapeuta posiciona-se entre os membros inferiores do paciente, movendo-o de um lado para o outro.

**Orientação:** Mantenha a posição sentada com os braços acima dos meus ombros, enquanto será movimento na água.

## 4. Extensão isométrica de tronco

**Paciente: faz uso dos** flutuadores cervical e pélvico. Realiza extensão de tronco e a mantém.

**Fisioterapeuta e pega:** entre os membros inferiores do paciente, o fisioterapeuta irá mover o paciente de um lado para o outro. Pode aumentar a velocidade do movimento e/ou promover mudanças bruscas e curtas para intensificar a exigência.

**Orientação:** Mantenha a posição enquanto será movimentado na água.

## 5. Rotação isométrica de tronco

**Paciente:** faz uso dos flutuadores cervical e pélvico.

**Fisioterapeuta e pega:** posiciona-se cranialmente.

- Fácil — lateral ao tronco, próximo ou na pélvis.
- Intermediário — lateral ao tronco, próximo ou na axila.
- Difícil — nos cotovelos. Paciente entrelaça os dedos e posiciona as mãos embaixo do flutuador cervical.

**Orientação:** Mantenha a posição enquanto será movimentado na água.

a) **Neutra:** o paciente realiza uma rotação de tronco e a mantém. O membro superior cruza a linha média e posiciona-se no quadril contralateral, adicionando estabilidade. Membro superior inferior vai em direção ao fundo da piscina.

b) **Com flexão:** o paciente rola o tronco e os membros inferiores para um lado com flexão de quadris. O fisioterapeuta move o paciente para o lado da flexão.

c) **Com extensão:** O paciente rola o tronco e os membros inferiores para um lado com extensão de quadris. O fisioterapeuta deve mover o paciente para o lado da extensão.

## 6. Flexão lateral isométrica de tronco com tronco em posição neutra paciente: flutuadores cervical, pélvico e membros inferiores

**Paciente:** realiza uma flexão lateral isométrica de tronco e mantém.

**Fisioterapeuta e pega:** posiciona-se cranialmente e irá mover o paciente de um lado para o outro.

- Fácil — lateral ao tronco, próximo ou na pélvis.
- Intermediário — lateral ao tronco, próximo ou na axila.
- Difícil — nos cotovelos. Paciente entrelaça os dedos e posiciona as mãos embaixo do flutuador cervical.

**Orientação:** Mantenha a posição enquanto será movimentado na água.

# Referências

BATES, A.; HANSON, N. *Exercícios aquáticos terapêuticos*. Barueri: Manole, 1998.

CECHETTI, F. *et al. Guia prático aplicado à fisioterapia aquática*. Porto Alegre: UFCSPA, 2019. Disponível em: https://www.ufcspa.edu.br/editora_log/download.php?cod=010&tipo=pdf. Acesso em: 30 mar. 2021.

LAMBECK, J. *Método dos anéis de Bad Ragaz*. Porto Alegre: HidroVida, 2006. Apostila do Curso Internacional de Hidroterapia.

ROSÁRIO, J. L. P. *Manual prático de facilitação neuromuscular proprioceptiva*. São Paulo: Baraúna, 2011.

RUOT, R. G.; MORRIS, D.; COLE, A. J. *Reabilitação aquática*. Barueri: Manole, 2000.

# Leituras recomendadas

ADLER, S. S.; BECKERS, D.; BUCK, M. *PNF*: facilitação neuromuscular proprioceptiva: um guia ilustrado. 2. ed. São Paulo: Manole, 2007.

CAMPION, M. R. *Hidroterapia*: princípios e prática. Barueri: Manole, 2000.

## *Fique atento*

Os *links* para *sites* da *web* fornecidos neste capítulo foram todos testados, e seu funcionamento foi comprovado no momento da publicação do material. No entanto, a rede é extremamente dinâmica; suas páginas estão constantemente mudando de local e conteúdo. Assim, os editores declaram não ter qualquer responsabilidade sobre qualidade, precisão ou integralidade das informações referidas em tais *links*.

# Métodos e técnicas em fisioterapia aquática: Halliwick

*Gabriela Souza de Vasconcelos*

## OBJETIVOS DE APRENDIZAGEM

> Descrever o conceito e a definição do método Halliwick.
> Explicar o programa de dez pontos proposto pelo método.
> Relacionar o programa de dez pontos com os objetivos fisioterapêuticos.

## Introdução

O método Halliwick, aplicado por meio do programa dos dez pontos, é muito conhecido pelos efeitos positivos sobre a melhora e/ou aquisição do equilíbrio e da estabilização postural. Esses efeitos se devem ao fato de as manobras e posturas do método exigirem que o paciente realize constantes ajustes para organizar e alinhar o corpo no meio líquido.

Além desse efeito sobre o equilíbrio e a estabilização postural, o método promove melhora da mobilidade articular, em razão da liberdade de movimento; controle da respiração; adaptação ao meio líquido e, consequentemente, o incremento do desempenho e da flexibilidade muscular e o alívio da dor, favorecendo a independência e a autonomia do paciente.

Neste capítulo, você vai conhecer os conceitos e os princípios do método Halliwick, bem como a aplicação do programa dos dez pontos e sua importância para o tratamento fisioterapêutico.

# Método Halliwick

O método Halliwick foi desenvolvido em 1949 por James McMillan, um engenheiro, na Halliwick School for Girls, na Inglaterra. Ele fundamentou o método nos princípios da hidrostática, da hidrodinâmica e da mecânica dos corpos.

De acordo com a International Halliwick Association, o conceito do método consiste em: "uma abordagem para ensinar todas as pessoas, em particular as com deficiência, atividades aquáticas, movimentação independente na água e a nadar" (PROMOTING..., 2021, documento *on-line*, tradução nossa).

A partir desse conceito, o método é aplicado por meio do programa dos dez pontos, que apresenta características recreativas, com jogos e atividades para que o paciente aprenda os movimentos e as posturas de forma lógica e gradual. Além disso, o Halliwick costuma ser desenvolvido em grupos, e isso, enquanto permite o aprendizado, motiva e favorece a interação social com outros pacientes e fisioterapeutas.

Os principais objetivos do método são desenvolver o controle da respiração e do equilíbrio e estimular a liberdade de movimentos. Conforme o paciente vai adquirindo habilidades motoras para se manter ou mudar as posturas preconizadas pelo método, de forma controlada, ele será capaz de responder com destreza a diferentes situações, estímulos e tarefas, criando movimentos com eficiência e independência.

Esse método é muito importante para a aquisição e a melhora do equilíbrio, pois, na água, o corpo precisa fazer ajustes para igualar a força da gravidade com a do empuxo e, se isso não for alcançado, o corpo torna-se instável, causando torques rotacionais e reações automáticas de equilíbrio e estabilização postural (LAMBECK; STANAT, 2000, 2001).

Em razão disso, os exercícios e as posturas do método conseguem melhorar a estabilização postural do tronco e das extremidades, além de estimular reações de equilíbrio. Essa característica do método permite que ele seja aplicado à grande maioria das lesões e doenças neurológicas, traumato--ortopédicas, esportivas, reumatológicas e gerontológicas atendidas na fisioterapia aquática e que geram, em maior ou menor grau, déficits no equilíbrio e na estabilização postural dos pacientes.

A metodologia do Halliwick é baseada em quatro princípios de instrução, que seguem a ordem pela qual o córtex cerebral aprende o movimento físico. São eles: adaptação mental, restauração do equilíbrio, inibição e facilitação (LAMBECK; STANAT, 2000, 2001).

No princípio de **adaptação mental**, o paciente compreende a atuação das forças da gravidade e do empuxo sobre o seu corpo e os efeitos rotatórios provocados pela atuação delas em conjunto. O segundo princípio, **restauração do equilíbrio**, consiste no uso de movimentos de grande amplitude, principalmente dos braços, para o controle do equilíbrio ou para sua restauração. A **inibição** se caracteriza por inibir movimentos indesejados e, a partir disso, criar movimentos e posturas que possam contribuir para a evolução do quadro clínico do paciente. Por último, o princípio de **facilitação** representa um movimento mentalmente criado e fisicamente controlado dentro da capacidade do paciente, como o nado, sem a utilização de recursos mecanoterápicos para flutuação.

Dessa forma, o método é aplicado desde o momento da entrada até o momento da saída do paciente da piscina e adaptado às alterações de formas e densidades de cada paciente. Outra questão relevante associada ao método é que ele preconiza a independência dos pacientes e considera as habilidades em meio líquido e não as dificuldades e incapacidades no solo.

Em relação ao espaço e à piscina para a aplicação do método, o mais indicado é que seja uma piscina com várias profundidades e que o nível da água permaneça na altura de T11.

Com o desenvolvimento e a utilização do método Halliwick, foi possível perceber que a combinação de programas com foco terapêutico e recreativos proporciona a reabilitação física, atingindo o máximo potencial dos pacientes e trazendo benefícios físicos, psicológicos e sociais.

Por isso, ele se tornou uma importante estratégia da fisioterapia aquática e traz benefícios à reabilitação física de pacientes que apresentem, como disfunções cinético-funcionais, o déficit de equilíbrio e estabilização postural, as alterações respiratórias, as limitações e restrições da mobilidade, bem como necessitem realizar a adaptação ao meio líquido antes de realizarem as demais técnicas e métodos da fisioterapia aquática.

### *Fique atento*

O método Halliwick não recomenda a utilização de recursos mecanoterápicos, como os flutuadores, durante as intervenções. Essa contraindicação se deve ao fato de esses recursos deixarem a cabeça do paciente fora da água, o que não permite o controle respiratório e dificulta o aprendizado das posturas corporais; atrapalharem a aquisição e/ou a execução de habilidades como submergir ou rolar; dificultarem a aprendizagem do controle dos movimentos rotacionais indesejados; não corrigirem assimetrias; promoverem uma falsa sensação de segurança ou dependência exagerada; e não serem tão adaptáveis quanto o apoio fornecido pelo fisioterapeuta (LAMBECK; STANAT, 2000, 2001).

# Programa de dez pontos do método Halliwick

O método Halliwick é aplicado por meio do programa dos dez pontos, que seguem os quatro princípios para uma melhor aprendizagem motora. Por definição, o programa dos dez pontos é um processo de aprendizagem estruturado através do qual o paciente, mesmo sem experiência prévia, progride à independência na água controlando movimentos corporais, melhorando capacidades cardiorrespiratórias, equilíbrio e motricidade (LAMBECK; STANAT, 2000, 2001).

A partir desse programa, o paciente se tornará mais confiante e participativo física e socialmente. E, embora não seja o foco da fisioterapia aquática, esse programa pode ainda ensinar os pacientes a nadar.

Os pacientes, no método Halliwick, são classificados em grupos conforme o nível de suas habilidades na água e não pela deficiência/incapacidade. A classificação é a seguinte (GARCIA *et al.*, 2012):

- 1º nível — vermelho: habilidades ligadas à adaptação ao meio líquido, independência e controle da respiração;
- 2º nível — amarelo: habilidades ligadas ao controle do equilíbrio e rotações do corpo em seus diversos eixos — transversal, sagital e longitudinal;
- 3º nível — verde: habilidades ligadas a movimentos, onde o nadador desloca-se na água em progressões simples, e aos nados adaptados.

Com base nesses níveis, o programa dos dez pontos é desenvolvido conforme apresentado a seguir (GARCIA *et al.*, 2012).

## 1º Nível — vermelho

Esse nível é composto pelos dois primeiros pontos: 1) adaptação mental e 2) desligamento.

### 1) Adaptação mental

Esse ponto consiste na adaptação do paciente ao meio líquido, em que ele deverá aprender a responder de forma apropriada ao ambiente, bem como aos estímulos, situações e tarefas. A adaptação ao meio líquido será um processo contínuo e estará presente em todo o programa dos dez pontos.

Um exemplo da adaptação é aprender a controlar a respiração, seja na superfície da piscina ou enquanto está mergulhando.

## 2) Desligamento

Esse ponto consiste em estimular a independência, seja física ou mental, do paciente. Exemplo: paciente com fobia de água precisará de mais apoio no início da intervenção, porém, conforme ele se adaptar e se sentir confiante, esse apoio poderá ser reduzido até o momento do desligamento do fisioterapeuta.

# 2º Nível — amarelo

Nesse nível estão incluídos os pontos: 3) controle da rotação transversal, 4) controle da rotação sagital, 5) controle da rotação longitudinal, 6) controle da rotação combinado, 7) empuxo, 8) equilíbrio em imobilidade e 9) deslize em turbulência.

## 3) Controle da rotação transversal

Esse ponto consiste na habilidade do paciente de controlar os movimentos ao redor do eixo transversal. Como exemplos é possível citar a passagem da posição em pé para o decúbito dorsal ou vice-versa e a manutenção do equilíbrio em pé.

## 4) Controle da rotação sagital

Esse ponto consiste na habilidade do paciente de controlar os movimentos ao redor do eixo sagital. Os exemplos são, partindo da posição em pé, conseguir colocar o ouvido na água ou, ainda, realizar transferências de peso, de modo alternado, para os lados esquerdo e direito.

## 5) Controle da rotação longitudinal

Esse ponto consiste na habilidade do paciente de controlar os movimentos ao redor do eixo longitudinal. Por exemplo, partindo da posição em pé, realizar giros no mesmo lugar ou, ainda, passar da posição de decúbito ventral para a posição de decúbito dorsal.

## 6) Controle da rotação combinado

Esse ponto consiste na habilidade do paciente de controlar movimentos ao redor de eixos combinados (transversal, sagital e longitudinal). Um exemplo desse controle é, partindo da postura sentado na borda, entrar na piscina rolando transversal e longitudinalmente, até a posição de flutuação em decúbito dorsal.

## 7) Empuxo

Nesse ponto, o paciente poderá perceber que flutua sob ação do empuxo e não afunda com a ação da gravidade. Para adquirir esse controle podem ser realizadas atividades de submersão, oportunizando ao paciente que experimente a ação do empuxo e perceba o quanto é difícil permanecer embaixo da água.

Dois exemplos dessas atividades de submersão são orientar que o paciente tire os pés do fundo da piscina e observe a ação do empuxo ou, ainda, solicitar que ele recolha objetos do fundo da piscina e retorne à superfície com o auxílio do empuxo.

## 8) Equilíbrio em imobilidade

Esse ponto consiste na habilidade do paciente em manter-se imóvel na água. Como exemplo de equilíbrio em imobilidade está a flutuação.

## 9) Deslize em turbulência

Nesse ponto o paciente precisa controlar rotações e movimento indesejados. Por exemplo, com o paciente em decúbito dorsal (flutuando), o fisioterapeuta realiza turbulência embaixo do ombro do paciente, enquanto vai se movendo pela piscina sem tocar no paciente. Durante esse deslocamento, o paciente deverá controlar as rotações que possam surgir em função da turbulência.

## 3º Nível — verde

O único ponto que compõe esse nível é o último: 10) progressão simples e nados básicos.

## 10) Progressão simples e nados básicos

O ponto progressão simples consiste em o paciente ter a habilidade de realizar movimentos básicos de propulsão, que podem ser com as extremidades inferiores, superiores ou com o tronco. Um exemplo desse ponto é, partindo da posição de decúbito dorsal (flutuação), realizar movimentos de remos com as mãos.

Já o ponto nados básicos é mais complexo e demanda coordenação, visto que os nados podem envolver a elevação das extremidades superiores para fora da água, além de deslizamentos.

Como exemplo desse ponto está um estilo de nado de costas, em que o paciente está em decúbito dorsal e realiza abdução e adução dos ombros.

Com a aquisição do controle desses dez pontos, o paciente terá condições e habilidades para realizar diversos exercícios, métodos e técnicas, além do Halliwick, na fisioterapia aquática. É por isso que, além de ser útil na reabilitação física, ele também pode ser aplicado como uma estratégia de adaptação ao meio líquido.

## *Exemplo*

No YouTube, há uma série de vídeos em que o criador do método Halliwick, James McMillan, explica os fatores críticos que podem estar presentes durante o tratamento no meio líquido, bem como sua importância para o tratamento fisioterapêutico, por meio do método Halliwick (os vídeos estão em inglês, mas existe a opção de assistir com legendas em português). Busque por "Halliwick Critical factors" ou por "Fatores críticos de Halliwick". Ambas as buscas direcionam para esses vídeos.

# Aplicação do programa de dez pontos aos objetivos fisioterapêuticos

O método Halliwick é uma das técnicas utilizadas na fisioterapia aquática, tanto com o intuito de promover a reabilitação física, quanto para promover a adaptação do paciente ao meio líquido. Para isso, o fisioterapeuta deve conhecer e seguir o programa dos dez pontos preconizado pelo método.

De modo geral, o método consegue contemplar os seguintes objetivos fisioterapêuticos: controlar a respiração; promover a melhora ou a aquisição do equilíbrio e estabilização postural; estimular a liberdade de movimentos e realizar a adaptação ao meio líquido (LAMBECK; STANAT, 2000).

Diante disso, esse método pode ser aplicado em diversas lesões e doenças de origens neurológicas, traumato-ortopédicas, esportivas, reumatológicas, cardíacas, respiratórias, gerontológicas, entre outras, que possam estar causando disfunções cinético-funcionais, como: alterações respiratórias, déficit de equilíbrio, restrições da mobilidade, bem como em paciente não ambientados ao meio líquido e/ou com fobia da água (RUOTI; MORRIS; COLE, 2001).

A partir da análise do programa dos dez pontos, é possível perceber como e por que o método consegue atingir todos esses objetivos fisioterapêuticos.

Os primeiros passos são essenciais para a condução do método e/ou da intervenção planejada na fisioterapia aquática. É fundamental que o paciente controle a respiração no meio líquido, sabendo os momentos corretos de inalar e exalar para que não inale água, por exemplo. Além disso, é fundamental para os demais passos do programa que o paciente se sinta confiante e seguro sem o apoio do fisioterapeuta.

Com esses dois pontos, o fisioterapeuta consegue contemplar os objetivos fisioterapêuticos de controle da respiração e adaptação ao meio líquido.

Na água, mesmo que o paciente esteja parado, vai ocorrer o desequilíbrio e a desestabilização postural. Ao ensinar o paciente como controlar esses desequilíbrios em diferentes sentidos e posições (eixos transversos, sagitais e longitudinais), o fisioterapeuta está promovendo a melhora e/ou aquisição do equilíbrio e da estabilização postural. A partir disso, o objetivo fisioterapêutico de melhorar e/ou adquirir equilíbrio e estabilização postural é contemplado pelo método Halliwick.

Assim que o paciente consegue permanecer na piscina com controle do equilíbrio, é possível aplicar os demais passos do programa ou, ainda, aplicar outros exercícios, oriundos da hidrocinesioterapia, ou de outras técnicas da fisioterapia aquática.

Esse método, portanto, pode ser aplicado em diversos pacientes — ele permite a evolução e a progressão, não só do estado clínico do paciente, mas também dos exercícios e técnicas utilizadas na fisioterapia aquática. Além disso, fornece ao paciente mais confiança e segurança para desempenhar qualquer movimento dentro da água.

De um modo geral, todos os passos do nível **amarelo** preconizam o ganho do equilíbrio e da estabilização postural, iniciando em exercícios simples e evoluindo para exercícios complexos.

Além de todos os benefícios citados, como controle da respiração, aquisição e/ou melhora do equilíbrio e adaptação ao meio líquido, esse programa ainda fornece liberdade de movimentos aos pacientes. Com a realização e a progressão dos passos do programa, o paciente se sentirá confiante e seguro para realizar movimentos mais amplos e complexos. Ainda há os efeitos da imersão em água aquecida, que facilitam a mobilidade articular. Somando-se esses efeitos, o paciente poderá desempenhar uma grande variedade de movimentos e exercícios, bem como nados sem as restrições e limitações presentes no ambiente terrestre (CAMPION, 2000).

Dessa forma, o programa dos dez pontos do método Halliwick é uma excelente opção de conduta/recurso fisioterapêutico no ambiente aquático.

Esse método oportuniza independência ao paciente, permitindo que ele adquira habilidades motoras e melhore a sua função física.

O método ainda promove o desenvolvimento da autoestima, autoconhecimento, autovalorização, alívio de tensões, equilíbrio emocional, confiança, segurança, socialização e interação ao paciente. Essas são questões pertinentes, principalmente, em pacientes com doenças crônicas ou com transtornos emocionais associados com as disfunções cinético-funcionais.

Portanto, assim como para os demais métodos e técnicas da fisioterapia aquática, o fisioterapeuta precisa realizar a avaliação cinético-funcional e determinar os objetivos fisioterapêuticos para ter certeza de que o método Halliwick, mesmo com todas as vantagens e benefícios, é o método mais adequado para tratar as disfunções cinético-funcionais e realizar a adaptação do paciente ao meio líquido.

## *Exemplo*

Vejamos um exemplo da aplicação do método Halliwick para um paciente cujo objetivo fisioterapêutico é melhorar o desempenho muscular da cadeia anterior. Nas primeiras sessões, o foco será a adaptação ao meio líquido, por meio dos pontos 1 e 2 (adaptação mental e desligamento, respectivamente).

Em seguida, podem ser realizados exercícios terapêuticos e as atividades com foco no objetivo fisioterapêutico. Por exemplo, a realização da postura em sela aberta para pacientes dependentes do fisioterapeuta (controle da rotação transversal). Nessa postura, o fisioterapeuta segura o paciente de frente, que tenta realizar flexão e extensão de tronco. Como forma de progredir essa postura, o fisioterapeuta pode diminuir o apoio até orientar que o paciente realize sozinho o controle da rotação transversal (passar de decúbito dorsal para posição em pé).

## Referências

CAMPION, M. R. *Hidroterapia*: princípios e prática. Barueri: Manole; 2000. 334 p.

GARCIA, M. K. *et al.* Conceito Halliwick inclusão e participação através das atividades aquáticas funcionais. *Acta Fisiátrica*, São Paulo, v. 19, n. 3, p. 142–150, 2012. Disponível em: https://www.revistas.usp.br/actafisiatrica/article/view/103706. Acesso em: 29 mar. 2021.

LAMBECK, J.; STANAT, F. C. The Halliwick concept, part I. *Journal of Aquatic Physical Therapy*, Alexandria, v. 8, n. 2, p. 6–11, Fall 2000.

LAMBECK, J.; STANAT, F. C. The Halliwick concept, part II. *Journal of Aquatic Physical Therapy*, Alexandria, v. 9, n. 1, p. 7–12, Fall 2001.

PROMOTING the Halliwick Concept of Swimming & Rehabilitation in Water. *International Halliwick Association*, Ølsted, 2021. Disponível em: https://halliwick.org/. Acesso em 29 mar. 2021.

RUOTI, R. G.; MORRIS, D. M.; COLE, A. J. *Reabilitação aquática*. Barueri: Manole, 2001. 463 p.

## Leituras recomendadas

ARZOLLA, M. C. D. P. *O ensino do método Halliwick em cursos Lato sensu e interfaces com a educação especial.* Orientadora: Maria Amélia Almeida. 2007. 164 f. Tese (Doutorado em Ciências Humanas) – Universidade Federal de São Carlos, São Carlos, 2007. Disponível em: https://repositorio.ufscar.br/handle/ufscar/2848. Acesso em: 29 mar. 2021.

CONCEITO Halliwick: Programa de 10 Pontos. [*S. l.: s. n.*], 2018. 1 vídeo (7 min 26 s). Publicado pelo canal Dr. Milton Ornellas Fisioterapeuta. Disponível em: https://www.youtube.com/watch?v=Rd7JcRmyb2I. Acesso em: 29 mar. 2021.

CUNHA, M.; SILVA, S.; KUMIZAKI, V. Y. *Eficácia da hidroterapia com método Halliwick em pacientes com Mal de Parkinson.* Londrina: Instituto de Ensino Superior de Londrina, 2019. 9 p. Disponível em: https://www.inesul.edu.br/revista/arquivos/arq--idvol_65_1569354412.pdf. Acesso em: 29 mar. 2021.

HALLIWICK Critical factors. [*S. l.: s. n.*], 2013. 1 vídeo (18 min 53 s). Publicado pelo canal Miguel Carreto. Disponível em: https://www.youtube.com/watch?v=Vl8SW1HwgbM. Acesso em: 29 mar. 2021.

### Fique atento

Os *links* para *sites* da *web* fornecidos neste capítulo foram todos testados, e seu funcionamento foi comprovado no momento da publicação do material. No entanto, a rede é extremamente dinâmica; suas páginas estão constantemente mudando de local e conteúdo. Assim, os editores declaram não ter qualquer responsabilidade sobre qualidade, precisão ou integralidade das informações referidas em tais *links*.

# Métodos e técnicas em fisioterapia aquática: hidrocinesioterapia

*Gabriela Souza de Vasconcelos*

## OBJETIVOS DE APRENDIZAGEM

> Descrever a classificação dos exercícios físicos no meio líquido.
> Reconhecer os recursos mecanoterápicos utilizados na hidrocinesioterapia.
> Relacionar os exercícios físicos com os recursos mecanoterápicos e propriedades físicas da água.

## Introdução

A hidrocinesioterapia é um dos recursos mais utilizados na fisioterapia aquática. Os exercícios terapêuticos realizados no meio líquido, que compõem a hidrocinesioterapia, trazem diversos benefícios para a reabilitação física de pacientes com diferentes disfunções cinético-funcionais, pois combinam os efeitos dos movimentos com os efeitos físicos e térmicos da água aquecida. Tais exercícios podem, ainda, ser aplicados com o uso de diferentes recursos mecanoterápicos, como espaguetes, palmares, halteres, degraus, camas elásticas, coletes, entre outros, que facilitam, dificultam ou dão suporte aos movimentos.

Neste capítulo, você vai conhecer os exercícios terapêuticos e os recursos mecanoterápicos utilizados no meio líquido. Além disso, vai estudar a relação entre eles e as propriedades físicas da água.

# Tipos de exercícios físicos no meio líquido

Os exercícios terapêuticos realizados no meio líquido trazem diversos benefícios para a reabilitação física de pacientes com diferentes disfunções cinético-funcionais, pois combinam os efeitos dos movimentos com os efeitos físicos e térmicos da água aquecida. Esses exercícios terapêuticos podem, ainda, ser aplicados em qualquer um dos momentos da intervenção fisioterapêutica, desde as fases iniciais até o momento que antecede a alta da fisioterapia (CAROMANO; IDE, 2003).

As vantagens e os benefícios desses exercícios terapêuticos se devem, em grande parte, a duas propriedades físicas da água: flutuação e viscosidade. A **flutuação** se caracteriza pela força de empuxo para cima, atuando no sentido contrário à força da gravidade. A **viscosidade** resulta do atrito entre as moléculas de um líquido em razão da força de adesão e coesão (CAROMANO; NOWOTNY, 2002).

As forças de flutuação e viscosidade, atuando de forma isolada ou combinadas, permitem que a água atue como facilitadora, resistência ou suporte aos movimentos realizados na fisioterapia aquática. Essas características dependem diretamente da posição corporal (em pé, decúbito ventral ou frontal, entre outras) do paciente durante a realização dos exercícios terapêuticos.

Além da viscosidade e da flutuação, os movimentos na água podem ser auxiliados ou resistidos por fluxo laminar, fluxo turbulento, arrasto e esteira. O **fluxo laminar** é um fluxo alinhado, com velocidade constante, enquanto no **fluxo turbulento** ocorre um fluxo desalinhado e um movimento irregular da água. Dentre eles, o fluxo turbulento é o que oferece maior resistência aos movimentos realizados no meio líquido. A **esteira** é quando o paciente está se movendo no meio líquido e ocorre um deslocamento da água para trás dele, formando redemoinhos. Tais redemoinhos têm a tendência de arrastar o paciente para trás, e isso é chamado de **arrasto**.

Veja a seguir, de acordo com Prentice (2012), a classificação dos exercícios terapêuticos em meio líquido e como as propriedades e características da água podem facilitar ou dificultar os movimentos.

**Exercícios passivos** — Os exercícios passivos no meio líquido são aqueles realizados pelo fisioterapeuta ou com o auxílio da flutuação, da esteira e/ou do arrasto, em que o paciente recebe a aplicação dos exercícios terapêuticos. Exemplos: alongamentos passivos, mobilizações passivas, entre outros.

**Exercícios ativo-assistidos** — Os exercícios ativo-assistidos, assistidos ou facilitados são aqueles realizados com o auxílio da flutuação, da esteira e/ou do arrasto. Nesses casos, a flutuação ajuda o segmento a se mover para cima, em direção à superfície da água. Esse tipo de exercício terapêutico em meio líquido promove o reestabelecimento das amplitudes articulares de forma precoce, passiva e sem dor. Além disso, pode ser utilizado em casos de fraqueza muscular excessiva, quando o paciente não consegue deixar o membro na superfície da água para exercícios ativos. Geralmente, esse tipo de exercício utilizará flutuadores. É importante ressaltar que os flutuadores aumentarão a força de tração sobre os tecidos moles e dificultarão os movimentos para baixo, em direção ao chão da piscina (maior resistência). O fisioterapeuta pode prover maior ou menor assistência aos exercícios terapêuticos com o uso de flutuadores. Por exemplo, quanto maior o flutuador, maior será essa assistência.

**Exercícios resistidos** — Os exercícios resistidos são aqueles realizados com o incremento da viscosidade, da turbulência (fluxo laminar ou fluxo turbulento) e contra a força de empuxo (flutuação). A água oferece resistência em qualquer direção do movimento quando a velocidade do exercício for maior do que a velocidade crítica da água. Nos exercícios resistidos, a graduação da resistência da água às atividades motoras será determinada pela velocidade do movimento, pela profundidade da água, pelo braço de alavanca, pela área frontal do objeto, pela mudança de direção dos movimentos e pela densidade. Nesses casos, o uso de flutuadores exigirá que o paciente realize o movimento (impulsão) e, ainda, o controle (frenagem).

**Exercícios de suporte** — Os exercícios de suporte são aqueles realizados com o auxílio da força de flutuação e do fluxo laminar, em que a água fornece suporte a um segmento corporal. Nesse caso, quando a força de flutuação se equivale à força da gravidade e não ocorre contração muscular, o segmento permanece na superfície da água. O fisioterapeuta poderá determinar maior ou menor suporte ao paciente por meio do uso de flutuadores. Quanto maior o tamanho ou quanto mais flutuadores forem aplicados, maior será o suporte ao segmento corporal em tratamento.

Esses diferentes tipos de exercícios podem ser aplicados para contemplar inúmeros objetivos fisioterapêuticos, como reduzir a dor e o edema, promover o relaxamento muscular, melhorar a mobilidade articular, o desempenho e a flexibilidade muscular, o equilíbrio, a propriocepção, a coordenação motora, o condicionamento cardiorrespiratório, entre outros. Por isso, eles são indicados para uma grande variedade de doenças e lesões que acometem os diferentes sistemas corporais e favorecem o aparecimento das disfunções cinético-funcionais.

A compreensão dos diferentes tipos de exercícios no meio líquido é importante para a adequada utilização deles ao longo do tratamento fisioterapêutico. Embora eles possam ser utilizados em qualquer estágio da intervenção, algumas particularidades e características precisam ser consideradas. Por exemplo, um exercício resistido não é indicado para um paciente em fase inicial de tratamento fisioterapêutico por causa de um procedimento cirúrgico.

### Fique atento

Na fisioterapia aquática, a temperatura aquecida traz muitos benefícios, seja em repouso, seja em exercício, como a melhora da circulação sanguínea e do retorno venoso, o alívio da dor, o relaxamento muscular e a sensação de conforto e bem-estar. Entretanto, o fisioterapeuta deve estar atento à temperatura da água e à temperatura do ambiente onde a piscina está inserida, pois o excesso ou a queda acentuada de temperatura pode gerar desequilíbrio ou, até mesmo, danos ao organismo do paciente, principalmente em exercício (RUOTI; MORRIS; COLE, 2000).

# Recursos mecanoterápicos da hidrocinesioterapia

Os exercícios terapêuticos em meio líquido compõem uma parte importante da reabilitação física de pacientes com múltiplas disfunções cinético-funcionais. Como forma de facilitar, dificultar, sustentar ou promover outros estímulos associados ao movimento, é possível utilizar diferentes recursos mecanoterápicos em conjunto com os exercícios terapêuticos no meio líquido.

Esses recursos mecanoterápicos podem ser aplicados no tronco e/ou nas extremidades superiores e inferiores e modificar a postura e a posição do paciente durante a execução dos exercícios terapêuticos. Em geral, esses recursos serão escolhidos conforme o tipo da lesão e o grau de debilidade apresentado pelo paciente. Por isso, é essencial conhecê-los para que eles não agravem ou prejudiquem o quadro clínico do paciente.

Os recursos mecanoterápicos específicos da fisioterapia aquática são materiais com menor densidade que a água, grande volume de ar e menos peso. Esses materiais, normalmente, são confeccionados em borracha, plástico e espuma de acetato-vinil-etileno (RUOTI; MORRIS; COLE, 2000). Em geral, esses recursos serão úteis para facilitar os movimentos e/ou a flutuação, impor resistência aos movimentos e promover estímulos funcionais, proprioceptivos ou aeróbicos aos movimentos. Veja a seguir alguns exemplos de recursos mecanoterápicos que podem ser utilizados durante a hidrocinesioterapia (CAMPION, 2000).

**Facilitadores de movimento e flutuadores** — Dentre os recursos mecanoterápicos, as boias, os espaguetes, as tornozeleiras, as braçadeiras e os coletes cervical e pélvico (Figura 1) podem ser utilizados para posicionar o paciente e facilitar a flutuação, como nos exercícios realizados em decúbito dorsal. Além deles, halteres (Figura 1b), palmares, sorrisos e bolas de diferentes tamanhos podem ser utilizados como flutuadores e facilitadores dos movimentos em exercícios que sejam, por exemplo, em direção à superfície da água.

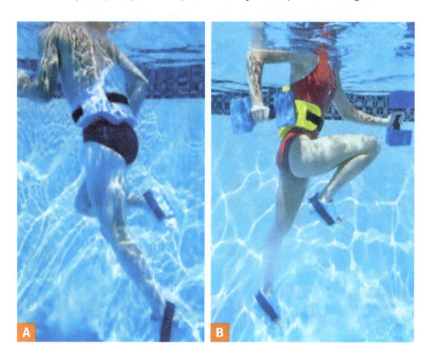

**Figura 1.** (a) Uso de colete pélvico para flutuação. (b) Uso de halteres.
**Fonte:** (a) Prentice (2012, p. 365); (b) Prentice (2012, p. 364).

**Resistores de movimento** — Os flutuadores podem ser aplicados também como forma de resistência aos movimentos. Existem diversas opções de recursos mecanoterápicos para resistir os movimentos da fisioterapia aquática, como espaguetes, tornozeleiras, halteres, *aquahands, aquafins*, palmares, sorrisos, *aquaplates, aquajumps,* nadadeiras, luvas e bolas de diferentes tamanhos.

**Equipamentos para exercícios funcionais, proprioceptivos e aeróbicos** — Além dos flutuadores e dos resistores de movimento, alguns equipamentos podem ser usados em exercícios funcionais, proprioceptivos e para o condicionamento cardiorrespiratório. Exemplos são os degraus, os discos proprioceptivos, a cama elástica, as bicicletas ergométricas (Figura 2a), as esteiras (Figura 2b) e os elípticos subaquáticos. Os degraus ainda podem ser aplicados para favorecer o posicionamento corporal do fisioterapeuta durante a realização de manobras ou técnicas de fisioterapia aquática.

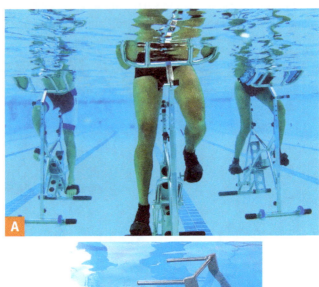

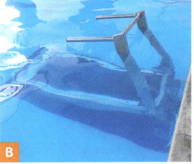

**Figura 2.** (a) Exercício em bicicleta ergométrica. (b) Exemplo de esteira subaquática.
**Fonte:**(a) ASCOM (2017, documento *on-line*); (b) Esteira aquática (c2021, documento *on-line*)..

Com o crescimento tecnológico, a cada momento surgem novas opções de recursos mecanoterápicos que contribuem para a evolução do programa de reabilitação física. Além disso, a hidrocinesioterapia pode ser realizada por meio de exercícios tridimensionais, com diversos recursos lúdicos e recreativos. Por isso, permite uma ampla gama de exercícios que podem ou não contemplar os mesmos objetivos fisioterapêuticos. O fisioterapeuta deve conhecer esses recursos à sua disposição e adequar o uso deles aos objetivos fisioterapêuticos de cada paciente.

## *Saiba mais*

Assista aos vídeos "Protocolo de reabilitação Fisio1 de hidroterapia para membros superiores" e "Protocolo Fisio1 de hidrocinesioterapia para membros inferiores", do canal Fisio1 Fisioterapia, no YouTube, para conferir exemplos de exercícios terapêuticos que podem ser realizados na fisioterapia aquática para extremidades superiores e inferiores.

# Relação entre exercícios físicos, recursos mecanoterápicos e propriedades físicas da água

O fisioterapeuta pode prescrever e orientar um amplo número de exercícios terapêuticos no meio líquido. Esses exercícios terapêuticos podem ter objetivos fisioterapêuticos e efeitos diferentes, em decorrência da utilização ou não de recursos mecanoterápicos e das propriedades hidrodinâmicas da água, como arrasto, esteira, fluxo laminar ou turbulento, que, ainda, dependem da posição do paciente e da velocidade de execução do movimento.

Em geral, os exercícios terapêuticos são escolhidos a partir dos objetivos fisioterapêuticos, como melhorar a mobilidade articular, aumentar o desempenho e a flexibilidade muscular, melhorar o equilíbrio e a propriocepção, reestabelecer o condicionamento cardiorrespiratório, treinar atividades funcionais (marcha, subida e descida dos degraus, sentar e levantar, entre outros). A partir disso e do quadro clínico do paciente, o fisioterapeuta terá condições de elaborar o programa de reabilitação física para cada paciente, contendo a hidrocinesioterapia e as demais técnicas e métodos da fisioterapia aquática que sejam necessárias.

Para prescrever os exercícios terapêuticos da fisioterapia aquática, o fisioterapeuta deve considerar o equilíbrio do paciente no meio líquido. Com a manutenção e/ou aquisição do equilíbrio em imersão, será possível realizar movimentos controlados e biomecanicamente corretos na água. Além disso, promover o equilíbrio e a estabilidade do paciente no meio líquido será importante para estabelecer o vínculo de confiança entre fisioterapeuta e paciente.

78  Métodos e técnicas em fisioterapia aquática: hidrocinesioterapia

Existem quatro posturas que podem ser utilizadas para auxiliar nesse processo de adaptação e aquisição de estabilidade (da mais estável para a mais instável): bola, cubo, triângulo e bastão (CAMPION, 2000). A postura da **bola** consiste em o paciente ficar no colo do fisioterapeuta. Ela pode ser utilizado primeiro, a fim de dar segurança e estabilidade e preparar o paciente para as demais posturas e exercícios terapêuticos. O **cubo** parece com um agachamento e implica que o paciente fique com parte de seu corpo submerso, em uma posição sentada com os braços fletidos a 90°, aproximadamente (CAMPION, 2000).

As posturas do **triângulo** e do **bastão** são praticamente iguais e com o paciente em pé. O que muda entre elas é o tamanho da base de suporte do paciente. Por isso, a postura do triângulo, que tem maior base, é mais estável e deve ser realizada antes da postura do bastão. Essas duas posturas, ainda, devem ser realizadas em pé e em supino (CAMPION, 2000).

Assim que o paciente estiver confiante para realizar os exercícios terapêuticos em imersão, o fisioterapeuta deverá considerar os efeitos dos princípios hidrodinâmicos da água sobre o corpo humano em movimento, bem como os efeitos dos recursos mecanoterápicos.

Os recursos mecanoterápicos podem facilitar, dificultar ou dar suporte para as extremidades superiores e inferiores e para o tronco. Os recursos mecanoterápicos utilizados para facilitar o movimento são muito utilizados quando o objetivo terapêutico é melhorar a mobilidade articular e a flexibilidade muscular, além de aliviar sintomas dolorosos e o relaxamento muscular. Esses recursos favorecem o movimento em direção à superfície (atuação da força de flutuação). Por exemplo, se o objetivo do exercício for melhorar a amplitude de flexão do quadril e do joelho, o fisioterapeuta pode posicionar um espaguete embaixo do pé do paciente, em pé, e solicitar que ele, sem realizar contração muscular, deixe o espaguete subir em direção a superfície.

Em relação aos efeitos resistores desses recursos mecanoterápicos, podemos utilizar o mesmo exemplo, porém no sentido contrário. Nesse caso, o objetivo fisioterapêutico é melhorar o desempenho muscular da cadeia posterior das extremidades inferiores (glúteos, isquiotibiais, tríceps sural). Para isso, o fisioterapeuta deve orientar que o paciente realize o movimento de extensão do quadril e do joelho, empurrando o espaguete para o fundo da piscina (contra a força de flutuação).

Esses exemplos podem ser aplicados à grande maioria dos exercícios terapêuticos para extremidades superiores, inferiores e tronco, com variados tipos de recursos mecanoterápicos. Conforme o material e o tamanho desse recurso mecanoterápico, maior ou menor será a flutuação e a resistência. Por exemplo, os materiais que flutuam mais auxiliarão mais no ganho de amplitude de movimento, porém fornecerão maior resistência para o ganho de desempenho muscular. Em relação ao tamanho, quanto maior for o objeto, maior será a resistência ao movimento. Além disso, ainda é possível perceber a importância do comando e das orientações fornecidas ao paciente pelo fisioterapeuta em relação à correta execução e ao que se espera com esse exercício terapêutico.

Outra aplicação desses recursos mecanoterápicos é para fornecer suporte a um ou mais segmentos corporais. Por exemplo, se o fisioterapeuta deseja prescrever um exercício em supino, como abdução e adução dos ombros, para ganho do desempenho desses grupos musculares, o paciente será posicionado em supino, com um colete na cervical, outro na pelve e mais flutuadores nos tornozelos. Para a realização do exercício terapêutico propriamente dito, ele pode fornecer halteres ou palmares ao paciente e orientar a execução do movimento.

As opções de exercícios terapêuticos da hidrocinesioterapia são diversos e podem contemplar inúmeros objetivos fisioterapêuticos. Compete ao fisioterapeuta realizar a avaliação cinético-funcional e determinar as necessidades de cada paciente para, então, prescrever os exercícios terapêuticos adequadamente.

Além disso, o fisioterapeuta deve conhecer e considerar os efeitos fisiológicos e térmicos da imersão, as propriedades físicas da água, os princípios da hidrodinâmica e a influência dos recursos mecanoterápicos no momento da prescrição desses exercícios terapêuticos, para que eles não agravem ou prejudiquem o quadro clínico do paciente.

# Referências

ASCOM. Indetec representa Brasil em workshop internacional. *Universidade Federal de São João del-Rei*, 2017. Disponível em: https://www.ufsj.edu.br/noticias_ler.php?codigo_noticia=6434. Acesso em: 31 mar. 2021.

CAMPION, M. R. (ed.). *Hidroterapia*: princípios e prática. Barueri: Manole, 2000.

CAROMANO, F.; IDE, M. R. Movimento na água. *Revista Fisioterapia Brasil*, v. 4, n. 2, p. 126-128, 2003. Disponível em: https://portalatlanticaeditora.com.br/index.php/fisioterapiabrasil/article/view/3011. Acesso em: 30 mar. 2021.

CAROMANO, F.; NOWOTNY, J. P. Princípios físicos que fundamenta a hidroterapia. *Revista Fisioterapia Brasil*, v. 3, n. 6, 394-402, 2002. Disponível em: https://portalatlanticaeditora.com.br/index.php/fisioterapiabrasil/article/view/2991. Acesso em: 30 mar. 2021.

ESTEIRA AQUÁTICA para caminhadas. *Cláudia Furst Fernandes*: fisioterapia aquática, c2021. Disponível em: http://www.fisioterapiaaquaticabh.com.br/equipamento/18. Acesso em: 31 mar. 2021.

PRENTICE, W. E. *Fisioterapia na prática esportiva uma abordagem baseada em competências*. 14. ed. Porto Alegre: Artmed, 2012.

RUOTI, R. G.; MORRIS, D. M.; COLE, A. J. *Reabilitação aquática*. Barueri: Manole, 2000.

## Leituras recomendadas

PROTOCOLO DE REABILITAÇÃO FISIO1 DE HIDROTERAPIA PARA MEMBROS SUPERIORES. [*S. l.*: *s. n.*], 2017. 1 vídeo (3 min). Publicado pelo canal FISIO 1 FISIOTERAPIA. Disponível em: https://www.youtube.com/watch?v=OdzpDXTFT5c. Acesso em: 30 mar. 2021.

PROTOCOLO FISIO1 DE HIDROCINESIOTERAPIA PARA MEMBROS INFERIORES. [*S. l.*: *s. n.*], 2015. 1 vídeo (6 min). Publicado pelo canal FISIO 1 FISIOTERAPIA. Disponível em: https://www.youtube.com/watch?v=ESUIHs01wdQ. Acesso em: 30 mar. 2021.

### Fique atento

Os *links* para *sites* da *web* fornecidos neste capítulo foram todos testados, e seu funcionamento foi comprovado no momento da publicação do material. No entanto, a rede é extremamente dinâmica; suas páginas estão constantemente mudando de local e conteúdo. Assim, os editores declaram não ter qualquer responsabilidade sobre qualidade, precisão ou integralidade das informações referidas em tais *links*.

# Métodos e técnicas em fisioterapia aquática para relaxamento muscular

*Gabriela Souza de Vasconcelos*

## OBJETIVOS DE APRENDIZAGEM

> Descrever os objetivos terapêuticos promovidos pelo relaxamento muscular.
> Explicar os métodos e as técnicas que promovem o relaxamento muscular.
> Aplicar em um programa de reabilitação física os métodos e técnicas que promovem o relaxamento muscular.

## Introdução

A fisioterapia aquática conta com uma grande variedade de técnicas e métodos específicos para a promoção do relaxamento muscular, bem como do bem-estar emocional e de diversos benefícios à função física e à qualidade de vida dos pacientes.

Em razão disso, essas técnicas podem ser aplicadas de forma isolada ou em conjunto e contribuir significativamente para a plena reabilitação física dos pacientes acometidos por lesões e doenças traumato-ortopédicas, esportivas, reumatológicas, neurológicas, cardíacas, respiratórias, entre outros.

Neste capítulo, você vai conhecer os objetivos terapêuticos promovidos pelo relaxamento muscular, os diferentes métodos e técnicas da fisioterapia aquática, além de sua aplicação em um programa de reabilitação física.

# Objetivos do relaxamento muscular

Um dos efeitos promovidos pela imersão em água aquecida, como na fisioterapia aquática, é o relaxamento muscular, que, em razão de uma resposta hipotalâmica integrada, provoca diminuição generalizada da atividade do sistema nervoso simpático e aumento da atividade parassimpática. E, com isso, ocorre uma série de alterações fisiológicas, como diminuição do consumo de oxigênio, redução da responsividade da norepinefrina, diminuição da atividade e da tensão muscular e diminuição da pressão sanguínea. Segundo Becker e Cole (2000), o processo pelo qual o relaxamento é obtido durante a imersão ainda é desconhecido, porém parece ser multifatorial e gerado pelo sistema reticular ativador ascendente no interior do cérebro.

Um fator que pode explicar o relaxamento muscular obtido durante a imersão é a temperatura da água (aproximadamente 35°C), que promove o relaxamento e a diminuição dos espasmos e tensões musculares, gerando aumento da circulação sanguínea e facilitando os movimentos articulares. Além da temperatura, algumas propriedades físicas da água contribuem para o relaxamento muscular, como o empuxo e a turbulência. O empuxo, devido à ausência de peso, permite que o paciente flutue dentro da água e, ainda, consiga realizar os movimentos sem dores e/ou restrições. Seja pela flutuação ou pela mobilidade articular, haverá relaxamento muscular e, consequentemente, analgesia e drenagem dos produtos metabólicos acumulados, em razão dessa movimentação de fluidos através dos tecidos e fáscias. A turbulência atua como uma massagem profunda sobre os tecidos corporais, provocando pressão e alongamento nestes e movimentos de fluidos através das fáscias, bem como da estimulação dos mecanorreceptores. A partir disso, ocorrerá o relaxamento de tensões e espasmos musculares, aliviando os sintomas dolorosos (RUOTI; MORRIS; COLE, 2001).

A fisioterapia aquática emprega esses benefícios obtidos a partir do relaxamento muscular e, consequentemente, das alterações fisiológicas nos diferentes sistemas corporais para promover a reabilitação física e a qualidade de vida dos pacientes. Nesse contexto, o relaxamento muscular é considerado um meio não farmacológico e apresenta benefícios não apenas à função física, mas também à saúde mental dos pacientes, aliviando o estresse e a ansiedade.

Métodos e técnicas em fisioterapia aquática para relaxamento muscular **83**

A partir disso, os objetivos fisioterapêuticos que podem ser alcançados por meio dos métodos e técnicas de relaxamento muscular da fisioterapia aquática são:

- diminuir a dor;
- diminuir o edema;
- reduzir tensões, contraturas e espasmos musculares;
- reduzir reações de proteção muscular;
- melhorar a circulação sanguínea;
- melhorar o retorno linfático;
- favorecer os processos de cicatrização tecidual;
- melhorar/manter a mobilidade e a amplitude de movimento articular;
- melhorar/manter a flexibilidade muscular;
- diminuir/normalizar o tônus muscular;
- diminuir as compressões articulares;
- melhorar a função física;
- melhorar transtornos emocionais, como insônia, ansiedade, estresse, depressão, fobias, entre outros;
- prevenir a piora e a progressão dos sintomas dolorosos e das restrições articulares;
- permitir a evolução dos exercícios terapêuticos para melhora do desempenho muscular, melhora do equilíbrio e propriocepção e melhora do condicionamento cardiorrespiratório.

Em razão dos efeitos do relaxamento muscular e dos objetivos terapêuticos que podem ser alcançados por meio dele, o fisioterapeuta pode aplicar os métodos e técnicas de relaxamento em muitas condições e disfunções cinético-funcionais. São exemplos pacientes com síndromes dolorosas miofasciais, dores crônicas, doenças reumatológicas, lesões traumato-ortopédicas e esportivas, doenças neurológicas, doenças relacionadas com o envelhecimento, doenças cardiorrespiratórias, transtornos emocionais, entre outros.

### *Fique atento*

As técnicas da fisioterapia aquática para o relaxamento muscular têm a capacidade de reduzir a atividade adrenérgica, a excitação neuromuscular e a hiperatividade cognitiva. Por isso, podem ser aplicadas em diversas disfunções cinético-funcionais, dores crônicas, doenças cardiorrespiratórias, doenças reumatológicas, além de distúrbios emocionais (RUOTI; MORRIS; COLE, 2001).

# Métodos e técnicas da fisioterapia aquática para relaxamento muscular

Na fisioterapia aquática, existem diversas técnicas e métodos que podem ser empregados para obter, entre tantos outros efeitos terapêuticos, o relaxamento muscular. Essas técnicas e métodos, associados com os efeitos térmicos e físicos da água, contribuem para a reabilitação física de muitas condições e disfunções cinético-funcionais que favorecem ou geram espasmos, tensões e contraturas musculares, bem como restrições articulares que acarretam diminuição da flexibilidade muscular e prejuízos à função física.

A seguir, apresentamos algumas técnicas e métodos da fisioterapia aquática que promovem o relaxamento muscular.

## *Watsu*

O método *watsu* (Figura 1) foi desenvolvido para promover o relaxamento físico e mental dos pacientes. Ele combina os alongamentos e movimentos do *shiatsu* com os efeitos da imersão em água aquecida. Além do relaxamento físico e mental, esse método proporciona a redução de tensões, espasmos e contraturas musculares, a melhora da circulação sanguínea e do retorno linfático e o aumento da amplitude de movimento e da flexibilidade muscular (DULL, 2004).

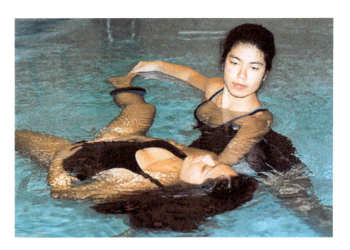

**Figura 1.** Exemplo da aplicação da técnica *watsu*.
**Fonte:** Watsu... (2002, documento *on-line*).

## Water dance

A técnica *water dance* combina as propriedades físicas e térmicas da água, a respiração e a fluidez dos movimentos dançantes. Assim, ela promove um relaxamento muscular e mental profundo. Essa técnica inicia na superfície da água, onde o paciente é alternadamente movido, mobilizado, alongado e massageado. Em seguida, o paciente é levado para baixo da água (LUNDQVIST et al., 2020).

## Healing dance

A técnica *healing dance* consiste em movimentos que acontecem tanto na superfície quanto embaixo da água, apresentando uma grande variedade de submersões. O relaxamento muscular é alcançado por meio da combinação dos movimentos com os efeitos físicos e térmicos da imersão em água aquecida (HEALING DANCE, [20--?]).

## Aquadinamic

A técnica *aquadinamic* promove o relaxamento físico e mental, por meio de movimentos amplos e rápidos e alongamentos moderados combinados com a respiração e os efeitos físicos e térmicos da água aquecida. Em função disso, além do relaxamento muscular, ela promove aumento da mobilidade articular e da flexibilidade muscular, alívio dos sintomas dolorosos, melhora da circulação sanguínea e do retorno venoso e diminuição da tensão muscular, do tônus e da espasticidade (JAKAITIS, 2007).

## Ai chi

O método *ai chi* integra corpo, mente e energia espiritual, a partir da combinação de métodos como *shiatsu*, *watsu* e *tai chi* no meio líquido aquecido. Com a aplicação do método, por meio de movimentos de grande amplitude do tronco e das extremidades com a respiração profunda, ocorrem o relaxamento muscular progressivo e, em função disso, a melhora da flexibilidade muscular e da mobilidade articular (KONNO; AI, 1997).

## Floatation rest

A técnica *floatation rest* (Figura 2) combina a flutuação em água termoneutra com a restrição de estímulos ambientais (*rest*, do inglês, descanso). O relaxamento muscular é obtido por meio da flutuação, em tanque ou piscina, em um ambiente silencioso e sem iluminação, por aproximadamente 45 minutos (SUEDFELD; BOW, 1999).

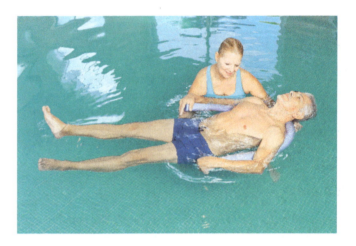

**Figura 2.** Exemplo da aplicação da técnica *floatation rest*.
**Fonte:** Robert Kneschke/Shutterstock.com.

## Turbilhão

De acordo com Ruoti, Morris e Cole (2001), o turbilhão, além de provocar o turbilhonamento da água (semelhante à hidromassagem), ainda consegue aquecer a água até 40°. Ele consiste em um equipamento que pode ser inserido em um tanque, banheira, piscina, entre outros, o que facilita o seu uso em diferentes contextos da reabilitação física. A temperatura da água determina a indicação do uso turbilhão; por exemplo, a temperaturas menores que 27°, ele é indicado para tratamento de lesões agudas, enquanto para obter relaxamento muscular o ideal é utilizar temperaturas entre 37 e 40°.

## Talassoterapia

A talassoterapia é uma técnica caracterizada pela aplicação terapêutica da água do mar para alcançar o relaxamento muscular, a diminuição de tensões e contraturas musculares, o alívio dos sintomas dolorosos e a melhora da mobilidade articular (ORTIZ, 2004).

## Balneoterapia

Caracterizada pela aplicação de banhos de qualquer origem (mar, enxofre, lama), a balneoterapia tem como objetivo a redução da intensidade da dor, a melhora das restrições articulares, a diminuição das tensões e contraturas musculares e o relaxamento muscular (ANDRADE *et al.*, 2008).

## Crenoterapia

A crenoterapia é uma técnica que utiliza água mineral para alcançar relaxamento muscular, alívio de tensões e contraturas musculares, melhora da circulação sanguínea e redução dos sintomas dolorosos (HELLMANN; DRAGO, 2017).

## Termalismo

A técnica do termalismo aplica águas termais para obter alívio da intensidade da dor, relaxamento muscular e alívio das tensões musculares (HELLMANN; DRAGO, 2017).

## Técnicas de alongamento muscular e técnicas de mobilização passiva

Além das técnicas citadas anteriormente, as manobras de alongamento e de mobilização articular podem ser utilizadas, de forma isolada ou em conjunto com outras técnicas e métodos da fisioterapia aquática, para alcançar o relaxamento muscular.

Os exercícios de alongamento muscular podem ser passivos, ativos ou ativo-assistidos. De acordo com Kisner e Colby (2017), o efeito do alongamento muscular somado aos efeitos da imersão em água aquecida proporciona o relaxamento muscular e, consequentemente, o aumento da flexibilidade muscular e da mobilidade articular.

A realização das técnicas de mobilização passiva, como Mulligan, Maitland, Kaltenborn, e demais técnicas de mobilização articular no meio líquido promove o relaxamento muscular e, em consequência disso, o aumento da mobilidade articular, o alívio dos sintomas dolorosos, a diminuição da compressão articular e o aumento da circulação sanguínea (CAMPION, 2000).

O fisioterapeuta tem à disposição diversas técnicas da fisioterapia aquática que geram o relaxamento muscular. A escolha pela mais indicada para cada paciente passa pela avaliação e pelo diagnóstico cinético-funcional, pela identificação dos objetivos fisioterapêuticos, pela habilidade e experiência do profissional em aplicar a técnica e pela relação de confiança estabelecida entre paciente e fisioterapeuta.

### Saiba mais

Para ver alguns exemplos da aplicação da técnica *aquadinamic*, busque no YouTube os títulos a seguir:

- *Aquadinamic* básico
- *Aquadinamic* sequência
- *Aquadinamic*

## Aplicabilidade dos métodos e técnicas da fisioterapia aquática para relaxamento muscular

Uma grande variedade de lesões e doenças provoca disfunções cinético-funcionais que resultam em tensões, espasmos e contraturas musculares. Nesse contexto, as técnicas e os métodos da fisioterapia aquática para relaxamento muscular podem ser utilizados em lesões traumato-ortopédicas e esportivas, em doenças reumatológicas, em doenças cardiorrespiratórias, em doenças neurológicas, entre tantos outros exemplos.

De um modo geral, as disfunções cinético-funcionais costumam ser: tensão, espasmos e contraturas musculares, dor, edema, restrições na mobilidade articular, diminuição do alongamento e do desempenho muscular, redução do equilíbrio, propriocepção, senso de posição articular e coordenação motora, limitações funcionais, afastamento de atividades de vida diária, esportivas e profissionais e transtornos emocionais, como insônia, depressão, ansiedade, fobias, etc.

Veja a seguir como as técnicas e métodos da fisioterapia aquática para o relaxamento muscular podem ser aplicadas e contribuir para o tratamento de diferentes lesões, doenças e condições clínicas.

## Adaptação do paciente ao meio líquido

Algumas técnicas de relaxamento, como o *watsu* e as mobilizações passivas, podem ser aplicadas no primeiro contato do paciente com o meio líquido ou no início das sessões com o objetivo de adaptação. Para Campion (2000), além de fornecer as orientações sobre a técnica e os objetivos da sessão de fisioterapia aquática, como entrar e sair da piscina, a aplicação dessas técnicas nesse momento permitirá o reconhecimento da piscina e da temperatura da água e, ainda, promoverá o relaxamento muscular e o vínculo entre fisioterapeuta e paciente.

## Relaxamento muscular

A partir do momento em que o paciente está adaptado ao meio líquido e confiando no fisioterapeuta, outras técnicas de relaxamento muscular profundo podem ser aplicadas, como, por exemplo, *water dance*, *aquadinamic*, *floatation rest*, *watsu*, *healing dance*, turbilhão, talassoterapia, balneoterapia, termalismo, crenoterapia, entre outras. Em muitos casos, a sessão inteira consistirá na aplicação de uma única dessas técnicas. Embora elas apresentem o mesmo objetivo, que é o relaxamento muscular, a aplicação delas depende da habilidade, do conhecimento e da experiência do fisioterapeuta e do vínculo de confiança entre fisioterapeuta e paciente (RUOTI; MORRIS; COLE, 2001).

## Preparação para aplicação de outras técnicas, métodos e exercícios da fisioterapia aquática

As técnicas de relaxamento muscular podem ser aplicadas em conjunto com as demais técnicas, métodos e exercícios da fisioterapia aquática, sejam elas específicas ou não para o relaxamento muscular. Alguns exemplos disso são os alongamentos (ativos, passivos ou ativo-assistidos) e as técnicas de mobilização passiva (Maitland, Mulligan, etc.), que podem ser aplicadas após alguns movimentos específicos das técnicas de relaxamento muscular (RUOTI; MORRIS; COLE, 2001).

90 Métodos e técnicas em fisioterapia aquática para relaxamento muscular

Diante disso, elas podem gerar o relaxamento muscular e o alívio dos sintomas para que seja possível aplicar diferentes exercícios e manobras da fisioterapia aquática. Com o relaxamento muscular, o alívio dos sintomas dolorosos, a melhora do fluxo sanguíneo e do retorno venoso, é possível escolher exercícios e técnicas que visem ao aumento da mobilidade articular, à melhora do desempenho e da flexibilidade muscular, à reparação e cicatrização tecidual, à melhora do equilíbrio e da coordenação, à prevenção de agravos e piora do quadro clínico do paciente, entre outros exemplos.

## Finalização da sessão de fisioterapia aquática

Além de serem aplicadas no início e durante as sessões de fisioterapia aquática, as técnicas podem ser aplicadas como forma de finalizar o atendimento. A utilização de *watsu*, *water dance*, *aquadinamic*, *floatation rest*, *healing dance*, turbilhão, talassoterapia, balneoterapia, termalismo e crenoterapia, no final da sessão, permite que o paciente saia do atendimento com sintomas dolorosos diminuídos, sem tensões musculares, com uma boa percepção sobre a realização das técnicas e exercícios da fisioterapia aquática e com uma sensação agradável sobre seu estado geral de saúde. Sendo assim, além dos efeitos benéficos sobre a resolução das disfunções cinético-funcionais, essas técnicas melhoram o estado geral de saúde e os transtornos emocionais que muitos pacientes desenvolvem em função das lesões e doenças. Ao final dos atendimentos, algumas estratégias, como massoterapia, *pompage* e tração, também podem ser empregadas e trazer essa sensação de relaxamento muscular e bem-estar aos pacientes (CAMPION, 2000).

As técnicas da fisioterapia aquática que promovem o relaxamento muscular podem ser utilizadas para o tratamento das disfunções cinético-funcionais decorrentes de lesões traumato-ortopédicas e esportivas, doenças reumatológicas, doenças cardiorrespiratórias, doenças neurológicas, entre outras. Em razão disso, o fisioterapeuta, além de entender os objetivos terapêuticos do relaxamento, deve conhecer as técnicas da fisioterapia aquática para o relaxamento muscular e compreender como elas podem ser aplicadas na sessão de fisioterapia.

# Referências

ANDRADE, S. C. *et al*. Benefícios da talassoterapia e balneoterapia na fibromialgia. *Revista Brasileira de Reumatologia*, v. 48, n. 2, p. 94-99, 2008.

BECKER, B. E.; COLE, A. J. *Terapia aquática moderna*. Barueri: Manole, 2000.

CAMPION, M. R. *Hidroterapia*: princípios e prática. Barueri: Manole, 2000.

DULL, H. *Watsu*: freeing the body in water. 3. ed. Bloomington: Trafford Publishing, 2004.

HEALING DANCE. *Welcome*. [20--?]. Disponível em: http://www.healingdance.org/. Acesso em: 11 mar. 2021.

HELLMANN, F.; DRAGO, L. C. Termalismo e crenoterapia: potencialidades e desafios para a saúde coletiva no Brasil. *Journal of Management & Primary Health Care*, v. 8, n. 2, p. 309-321, 2017.

JAKAITIS, F. *Reabilitação e terapia aquática*: aspectos clínicos e práticos de tratamento. São Paulo: Roca, 2007.

KISNER, C.; COLBY, L. A. *Exercícios terapêuticos*: fundamentos e técnicas. 6. ed. Barueri: Manole, 2017.

KONNO, J.; AI, C. A symphony for my body. *Physical Therapy Products*, v. 2, p. 46-48, 1997.

LUNDQVIST, L.-O. *et al*. Structured water dance intervention (SWAN) for adults with profound intellectual and multiple disabilities: study protocol. *Heliyon*, v. 6, n. 7, 2020.

ORTIZ, M. R. Orígenes y fundamentos de la talasoterapia. *Revista de la Facultad de Ciencias de la Salud*, v. 4, n. 2, p. 1-12, 2004.

RUOTI, R. G.; MORRIS, D. M.; COLE, A. J. *Reabilitação aquática*. Barueri: Manole, 2001.

SUEDFELD, P.; BOW, R. A. Health and therapeutic applications of chamber and flotation restricted environmental stimulation therapy (REST). *Psychology Health*, v. 14, n. 3, p. 545-566, 1999.

WATSU uma terapia de lavar a alma. *NippoBrasil*, 2002. Disponível em: https://www.nippo.com.br/especial/n163.php. Acesso em: 11 mar. 2021.

## *Fique atento*

Os links para sites da web fornecidos neste capítulo foram todos testados, e seu funcionamento foi comprovado no momento da publicação do material. No entanto, a rede é extremamente dinâmica; suas páginas estão constantemente mudando de local e conteúdo. Assim, os editores declaram não ter qualquer responsabilidade sobre qualidade, precisão ou integralidade das informações referidas em tais links.

# Fisioterapia aquática nas afecções traumato-ortopédicas, reumatológicas e do esporte

*Gabriela Souza de Vasconcelos*

## OBJETIVOS DE APRENDIZAGEM

> Descrever os objetivos da fisioterapia aquática nos distúrbios cinético-funcionais traumato-ortopédicos, reumatológicos e do esporte.
> Identificar os métodos e as técnicas indicados para a reabilitação física dos distúrbios cinético-funcionais, traumato-ortopédicos, reumatológicos e do esporte.
> Elaborar abordagem no âmbito dos distúrbios cinético-funcionais traumato-ortopédicos, reumatológicos e do esporte.

## Introdução

A fisioterapia aquática pode ser aplicada por meio de inúmeras técnicas e métodos que foram desenvolvidos para favorecer a reabilitação física dos pacientes com diferentes disfunções cinético-funcionais.

As lesões traumato-ortopédicas, reumatológicas e esportivas são condições clínicas frequentes na rotina do fisioterapeuta e costumam acarretar disfunções cinético-funcionais, que, se não forem tratadas adequadamente, podem evoluir e trazer ainda mais prejuízos à função física e à qualidade de vida dos pacientes. Nesse caso, a fisioterapia aquática é uma excelente estratégia de tratamento para as disfunções cinético-funcionais provenientes dessas lesões e doenças.

Neste capítulo, você vai compreender os objetivos da fisioterapia aquática e a aplicabilidade dos métodos e técnicas dessa especialidade para os distúrbios cinético-funcionais, traumato-ortopédicos, reumatológicos e do esporte.

# Fisioterapia aquática nos distúrbios cinético-funcionais traumato-ortopédicos, reumatológicos e do esporte

A fisioterapia aquática é definida como uma intervenção terapêutica, em que os efeitos físicos e fisiológicos provenientes da água favorecem o processo de reabilitação física do paciente. De acordo com a Resolução nº 443, de 3 de setembro de 2014, existem diferentes formas e ambientes de aplicar a água como um recurso terapêutico no âmbito da fisioterapia. São eles: hidroterapia, hidrocinesioterapia, balneoterapia, crenoterapia, cromoterapia, termalismo, duchas, compressas, vaporização/inalação, crioterapia e talassoterapia (COFFITO, 2014).

Em função das diferentes formas de aplicação e dos benefícios obtidos por meio da intervenção no meio líquido, a fisioterapia aquática é uma excelente opção para o tratamento das disfunções cinético-funcionais geradas pelas doenças cardíacas, respiratórias, neurológicas, traumato-ortopédicas, reumatológicas e esportivas.

Assim, as indicações da fisioterapia aquática são diversas e estão descritas no Quadro 1. Por outro lado, existem contraindicações a essa abordagem, que podem ser relativas, absolutas ou relacionadas com o estado clínico do paciente.

**Quadro 1.** Indicações e contraindicações da fisioterapia aquática

| Indicações | Contraindicações |
|---|---|
| ■ condições que exijam redução ou a eliminação total da sustentação do peso corporal (pós-operatórios); ■ processos inflamatórios; ■ quadros álgicos; ■ contraturas, tensões e espasmos musculares; ■ redução da amplitude de movimento; ■ diminuição do desempenho muscular; ■ reestabelecimento da função física; ■ reeducação motora; ■ aquisição de novas habilidades funcionais. | **Relativas** ■ período menstrual; ■ tímpano perfurado; ■ uso de bolsa de colostomia; ■ epilepsia; ■ disfagia; ■ medo de água. |
| | **Absolutas** ■ fístulas cutâneas; ■ feridas abertas; ■ úlceras de decúbito; ■ infecções de olhos ou ouvidos; ■ infecções urinárias; ■ micoses; ■ insuficiência respiratória grave; ■ úlceras varicosas; ■ insuficiência cardíaca sem acompanhamento médico; ■ crises de angina; ■ incontinência urinária ou fecal não controlada. |
| | **Relacionadas ao estado clínico do paciente** ■ miopatias progressivas; ■ estados febris; ■ lesões de pele; ■ tuberculose; ■ queimaduras; ■ sarna e/ou piolhos. |

Especificamente em relação às lesões traumato-ortopédicas, reumatológicas e esportivas, as disfunções cinético-funcionais costumam ser dor, edema, presença de processo inflamatório, limitações na mobilidade articular e deformidades, diminuição do alongamento, do desempenho muscular, do equilíbrio, da propriocepção, do senso de posição articular e da coordenação motora, além do comprometimento cardiorrespiratório e prejuízos à qualidade de vida dos pacientes, principalmente em quadros crônicos e progressivos, como as doenças reumatológicas (DUTTON, 2010).

Os objetivos da fisioterapia aquática para essas lesões traumato-ortopédicas, reumatológicas e esportivas são semelhantes ao da fisioterapia em meio terrestre e devem ser determinados a partir da avaliação cinético-funcional e dos déficits apresentados pelo paciente. De um modo geral, esses objetivos fisioterapêuticos são:

- diminuir a intensidade da dor;
- promover o relaxamento muscular e a sensação de bem-estar;
- reduzir espasmos, tensões e/ou contraturas musculares;
- controlar o processo inflamatório e diminuir edemas;
- melhorar a mobilidade articular;
- melhorar o alongamento muscular;
- melhorar o desempenho muscular (resistência, força e potência muscular);
- melhorar o equilíbrio, a propriocepção, o senso de posição articular e a coordenação motora;
- melhorar o condicionamento cardiorrespiratório;
- melhorar a consciência corporal;
- treinar atividades funcionais e atividades complexas;
- acompanhar o retorno seguro e sem sintomas às atividades de vida diárias, esportivas e funcionais;
- reeducar gestos motores e esportivos;
- promover a alta da fisioterapia.

É importante destacar que esses objetivos fisioterapêuticos são generalistas e, portanto, não podem ser aplicados a todos os pacientes da fisioterapia aquática, mesmo que tenham a mesma doença clínica. A fisioterapia aquática apresenta diversos benefícios ao paciente e, para melhor usufruir disso, o fisioterapeuta deve realizar a avaliação cinético-funcional para identificar quais são os déficits (diagnóstico cinético-funcional) e por meio de quais métodos e técnicas dessa abordagem os objetivos fisioterapêuticos do paciente serão alcançados (RUOTI; MORRIS; COLE, 2000; CAMPION, 2000).

As disfunções cinético-funcionais provocadas pelas lesões traumato--ortopédicas, reumatológicas e esportivas são diversas e podem variar de um paciente para o outro, em função do mecanismo do trauma, da severidade da lesão, da cronicidade da disfunção e de tratamentos médicos e fisioterapêuticos realizados até o momento. Por isso, é essencial que o fisioterapeuta realize uma avaliação cinético-funcional criteriosa e detalhada para evidenciar os déficits e necessidades do paciente.

O tratamento fisioterapêutico no ambiente aquático depende da habilidade do fisioterapeuta em aplicar as técnicas e métodos, mas também da realização da avaliação cinético-funcional minuciosa. Essa avaliação no meio líquido é complexa, mas de extrema importância para a correta identificação do diagnóstico cinético-funcional e, consequentemente, dos objetivos fisioterapêuticos para o paciente.

## Avaliação cinético-funcional na fisioterapia aquática

A avaliação cinético-funcional, no âmbito da fisioterapia aquática, tem o intuito de obter o máximo de informações relevantes e pertinentes para a condução de um tratamento fisioterapêutico assertivo e coerente com as necessidades do paciente. Essa avaliação pode ser dividida em dois momentos: o primeiro que será realizado no solo e o segundo que será realizado na água (CAMPION, 2000; KOURY, 2000).

A avaliação cinético-funcional no solo envolve quatro momentos principais:

1. história do paciente;
2. observação ou inspeção;
3. palpação e exames;
4. testes específicos.

A partir desses momentos, o fisioterapeuta terá dados sobre o paciente, como histórico de doenças, comportamento dos sintomas, intensidade da dor, condição pós-cirúrgica, anormalidades posturais, habilidades nas atividades de vida diária, esportiva ou capacidade funcional, amplitude do movimento ativa e passiva, testes de desempenho muscular, testes neurológicos, testes funcionais, entre tantas outras informações. Essas informações serão úteis para auxiliar o fisioterapeuta na escolha das técnicas e métodos da fisioterapia aquática, assim como identificar possíveis fatores que contraindiquem essa abordagem para o paciente.

Na água, essa avaliação é realizada da mesma forma que a do solo. A diferença é que ela leva em consideração outros fatores relacionados com os movimentos do paciente no meio líquido, como forma, intensidade e ritmo. Essa avaliação deve ser realizada no primeiro dia de atendimento e deverá considerar:

- habilidade do paciente em entrar na piscina;
- flutuabilidade do paciente na água;
- habilidade do paciente em caminhar na água;
- posições de conforto do paciente;
- resposta do paciente a diferentes padrões de movimento;
- habilidade do paciente em sair da piscina;
- habilidade de submergir o rosto (controle da respiração);
- habilidade de entrar em água profunda;
- habilidade de flutuar em supino ou prono e de ficar em posição vertical a partir de ambas as posições;
- habilidades combinadas necessárias para executar braçadas de natação recreacional;
- conhecimentos básicos de segurança na água.

Além desses aspectos, outros precisam ser utilizados na avaliação cinético-funcional no meio líquido, como goniometria, escala de Oxford para potência muscular modificada na água, porcentagem de sustentação de peso, tônus muscular e controle da respiração.

### Fique atento

Os exercícios terapêuticos em imersão podem ser aplicados precocemente em relação ao solo, pois reduzem a compressão articular, proporcionam resistência tridimensional e diminuem a intensidade da dor. Além disso, a imersão altera a mecânica do movimento ativo, visto que as forças de flutuação fornecem suporte às extremidades imersas e podem auxiliar os pacientes nas fases iniciais ou quando existem restrições.

## Métodos e as técnicas da fisioterapia aquática para a reabilitação física

A fisioterapia aquática é cada vez mais utilizada no tratamento das disfunções cinético-funcionais relacionadas com as lesões traumato-ortopédicas, reumatológicas e esportivas. A água facilita a movimentação, promove o encorajamento emocional para o retorno à atividade física em solo e reduz o peso corporal e a descarga sobre as articulações, o que permite iniciar a reabilitação física precocemente. Ainda, a fisioterapia aquática promove a evolução e a progressão dos exercícios terapêuticos sem gerar aumento do estresse sobre as estruturas do sistema musculoesquelético lesionadas.

Em relação às doenças reumatológicas, essa abordagem reduz os sintomas dolorosos e a descarga de peso sobre as articulações, possibilitando reestabelecer ou, até mesmo, prevenir as restrições articulares, as deformidades, a incapacidade, o desempenho muscular e a função física.

Para alcançar os objetivos fisioterapêuticos e promover esses benefícios ao paciente, alguns métodos e técnicas da fisioterapia aquática podem ser utilizados. Veja a seguir, a descrição e a aplicabilidade desses métodos e técnicas para as disfunções cinético-funcionais relacionadas às lesões traumato-ortopédicas, reumatológicas e esportivas.

## Método dos anéis de Bad Ragaz

Esse método teve início nas águas termais da cidade de Bad Ragaz, na Suíça, e, desde o seu surgimento, passou por inúmeros aperfeiçoamentos que tornaram o método no que ele é atualmente. Ele emprega técnicas de facilitação neuromuscular proprioceptiva (FNP) em meio líquido e exercícios resistivos progressivos e de estabilização (RUOTI; MORRIS; COLE, 2000).

Os efeitos desse método são reestabelecimento dos movimentos articulares, aumento da amplitude de movimento, melhora do desempenho e o alongamento muscular, reeducação e relaxamento da musculatura, redução do tônus, melhora da estabilização e do alinhamento da coluna vertebral, preparação das extremidades para a sustentação de peso e melhora da resistência e da capacidade cardiorrespiratória e funcional.

Em função disso, esse método é indicado para a reabilitação física de diversas doenças, inclusive das lesões traumato-ortopédicas, reumatológicas e esportivas. Mesmo assim, o fisioterapeuta deve ter precaução em aplicar esse método para pacientes que tenham disfunções vestibulares, quadros álgicos agudos e/ou instabilidade articular.

## Método Halliwick

Esse método foi desenvolvido com a intenção de enfatizar a independência e a natureza recreativa durante o nado, levando em consideração as habilidades do paciente no meio líquido e não as dificuldades e restrições no solo (RUOTI; MORRIS; COLE, 2000).

Os efeitos desse método são adaptação ao meio líquido e estímulo do equilíbrio, da propriocepção e do senso de posição articular. Logo, ele pode ser aplicado no início da intervenção fisioterapêutica e quando o objetivo for melhorar o equilíbrio, a propriocepção e o senso de posição articular em pacientes com disfunções cinético-funcionais decorrentes de lesões traumato-ortopédicas, reumatológicas e esportivas.

## Método Watsu

Esse método foi desenvolvido a partir da aplicação dos alongamentos e movimentos do Shiatsu em pessoas flutuando em água morna (Figura 1). Ele é caracterizado como uma técnica de relaxamento que age em nível psicológico, espiritual, emocional e físico. Os efeitos do método são relaxamento físico e emocional, aumento da amplitude de movimento e da flexibilidade muscular, redução dos espasmos, tensões e contraturas musculares e melhora da circulação sanguínea (DULL, 2004).

Com isso, ele pode ser uma opção interessante para tratar as disfunções causadas pelas lesões traumato-ortopédicas, reumatológicas e esportivas, principalmente as com caráter crônico e progressivo que interferem sobre o bem-estar e qualidade de vida do paciente.

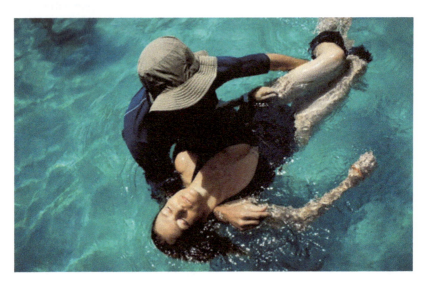

**Figura 1.** Postura realizada durante a aplicação do método Watsu.
**Fonte:** O que... (2018, documento *on-line*).

## Método Ai-chi

Esse método está baseado nos princípios do Shiatsu, Watsu e Tai-Chi e combina movimentos de grande amplitude do tronco e das extremidades com a respiração profunda. Os efeitos desse método são melhora do alongamento muscular, melhora do metabolismo corporal e aumento do consumo de oxigênio. A partir disso, ele pode ser utilizado no tratamento das disfunções causadas pelas lesões traumato-ortopédicas, reumatológicas e esportivas, ainda mais naquelas em que ocorre comprometimento sistêmico, como as doenças reumatológicas (KONNO, 1997).

## Método Aquastretching

Esse método foi desenvolvido a partir dos conceitos do método Isostretching e consiste na reeducação do tronco. Os efeitos desse método são analgesia, facilitação de posturas, tonificação da musculatura paravertebral, melhora do equilíbrio postural e da coordenação motora, aumento da amplitude de movimento, redução de contraturas e espasmos musculares e melhora da circulação sanguínea. Com isso, ele é indicado para alterações posturais, artrose vertebral, pré e pós-operatório de hérnia de disco intervertebral, espondilite anquilosante e dores na coluna vertebral, inclusive durante a gestação (LEBAZ, 1989).

## Técnicas de terapia manual

A terapia manual é a aplicação de estratégias que promovam o relaxamento muscular e aumento do espaço intra-articular, como a massoterapia, flutuação, liberação miofascial, mobilização articular, tração, pompagens, entre outras (CAMPION, 2000).

## Técnicas respiratórias

Exercícios respiratórios associados ou não com os demais exercícios realizados na fisioterapia aquática, como inspiração profunda, inspiração forçada, expiração profunda, expiração com freno labial, apneia, entre outras (RUOTI; MORRIS; COLE, 2000).

## Exercícios terapêuticos

Aplicação de exercícios terapêuticos tem o objetivo de alongar e melhorar o desempenho muscular em relação a resistência, força e potência muscular, de melhorar o equilíbrio, a propriocepção, o senso de posição articular e a coordenação motora, de otimizar o condicionamento cardiorrespiratório e treinar atividades funcionais (RUOTI; MORRIS; COLE, 2000).

Como você pôde ver, a fisioterapia aquática conta com diferentes métodos e técnicas que podem ser utilizadas de forma individual ou combinadas. Cabe ao fisioterapeuta identificar qual será o método mais apropriado para as necessidades do paciente e ter habilidade e experiência para aplicá-los.

### Saiba mais

Leia o artigo "Fisioterapia aquática: uma intervenção para mulheres com fibromialgia" para conhecer um projeto desenvolvido para atender pacientes com fibromialgia, disponível no *site* de periódicos da UFPEL.

## Abordagem da fisioterapia aquática nos distúrbios cinético-funcionais traumato-ortopédicos, reumatológicos e do esporte

As doenças e lesões de origem traumato-ortopédicas, reumatológicas e esportivas são frequentes na prática profissional do fisioterapeuta. Dentre as lesões traumato-ortopédicas e esportivas estão as lesões musculares, lesões ligamentares, lesões tendíneas, fraturas, entorses, pós-operatórios, entre outros casos. Já entre as doenças reumatológicas é possível citar a fibromialgia, artrite reumatoide, gota, espondilite anquilosante, febre reumática, lúpus eritematoso sistêmico, osteoartrite, osteoporose, entre outras (DUTTON, 2010).

De modo geral, essas lesões e doenças provocam uma série de disfunções cinético-funcionais, que dependem da gravidade, da cronicidade e dos mecanismos da lesão, bem como dos tratamentos aplicados até o momento. Essas disfunções cinético-funcionais costumam ser dor, edema, restrições na mobilidade articular, diminuição do alongamento e do desempenho muscular, redução do equilíbrio, propriocepção, senso de posição articular e coordenação motora, além das limitações funcionais e afastamento de atividades de vida diária, esportivas e profissionais (DUTTON, 2010).

Fisioterapia aquática nas afecções traumato-ortopédicas, reumatológicas... 103

As doenças reumatológicas, diferentemente das lesões traumato-orto-pédicas e esportivas, têm características crônicas, degenerativas e progressivas, fazendo com que o paciente apresente, além das disfunções cinético--funcionais citadas acima, deformidades, incapacidades severas, diminuição da qualidade de vida, transtornos emocionais e comprometimento de outros sistemas corporais, como o cardíaco, o respiratório e o renal (IMBODEN; HELLMANN; STONE, 2014).

Veja a seguir como a fisioterapia aquática pode contribuir para o tratamento das disfunções cinético-funcionais associadas a doenças e lesões traumato-ortopédicas, reumatológicas e esportivas.

## Analgesia

O fato de o paciente estar imerso em água aquecida já promove analgesia e relaxamento muscular, portanto, todas as técnicas podem ser aplicadas para obter analgesia. Entre elas, destacam-se o Watsu e as técnicas de terapia manual.

O cuidado do fisioterapeuta deve ser escolher os exercícios e técnicas coerentes com as condições clínicas e físicas do paciente naquele momento, e estar atento para não escolher exercícios desafiadores demais e que gerem desconfortos após o término da sessão fisioterapêutica e o resfriamento corporal.

## Relaxamento de tensões, contraturas e espasmos musculares

Assim como a analgesia, a imersão em água aquecida favorece o relaxamento muscular e a redução de tensões, contraturas e espasmos. Os métodos como Bad Ragaz, Watsu, Aquastretching e as técnicas de terapia manual podem otimizar os efeitos da água aquecida sobre as disfunções musculares.

## Redução do edema

A água aquecida, somada à pressão hidrostática, favorece o retorno venoso e a melhora da circulação sanguínea e linfática, favorecendo a redução do edema. Nesse contexto, a aplicação das diferentes técnicas e métodos podem auxiliar na redução do edema. O importante é que o fisioterapeuta, a partir da avaliação cinético-funcional, saiba quais exercícios e técnicas são adequados para o paciente naquele momento.

## Mobilidade articular

O aumento da mobilidade articular pode ser alcançado por meio do método de anéis de Bad Ragaz, Watsu, Aquastretching, técnicas de terapia manual e exercícios terapêuticos. A água aquecida e a aplicação desses diferentes métodos e técnicas irão contribuir significativamente para o aumento da mobilidade articular.

## Aumento da flexibilidade muscular

Para melhorar a flexibilidade muscular, alguns métodos podem ser aplicados, como método de anéis de Bad Ragaz, Watsu, Ai-chi, Aquastretching e exercícios terapêuticos específicos para o ganho de alongamento.

## Aumento do desempenho muscular

Os métodos e técnicas que promovem melhorias sobre o desempenho muscular (resistência, força e potência) são Bad Ragaz, Aquastretching e exercícios terapêuticos destinados ao ganho de desempenho muscular.

## Aumento do equilíbrio, propriocepção, senso de posição articular e coordenação motora

Os déficits de equilíbrio, propriocepção, senso de posição articular e coordenação motora podem ser otimizados por meio dos métodos de anéis de Bad Ragaz, Aquastretching, Halliwick e exercícios terapêuticos específicos para isso.

## Melhora e recuperação do condicionamento cardiorrespiratório

As lesões e doenças traumato-ortopédicas, reumatológicas e esportivas podem causar prejuízos ao condicionamento cardiorrespiratório. Além da utilização das diferentes técnicas da fisioterapia aquática, é possível aplicar exercícios terapêuticos que desafiem a capacidade aeróbica do paciente, como marcha anteroposterior, eixo latero-lateral e cruzada, pernadas, bicicleta, corrida, nado, entre outros.

## Melhora da função física e da qualidade de vida

Com o adequado planejamento, condução e utilização dos métodos da fisioterapia aquática, o paciente apresentará melhorias na função física, conseguindo realizar suas atividades de vida diária, esportivas e profissionais sem sintomas e com autonomia. Esses efeitos repercutirão na melhoria da qualidade de vida e dos transtornos emocionais, como insônia, depressão, ansiedade, autoestima, entre outros. O método Watsu, em função do relaxamento físico e mental, é uma excelente opção para o tratamento de pacientes que apresentem transtornos emocionais, ainda mais se decorrentes das disfunções cinético-funcionais.

A fisioterapia aquática pode ser utilizada para o tratamento das disfunções cinético-funcionais decorrentes das lesões e doenças traumato-ortopédicas, reumatológicas e esportivas. Portanto, o fisioterapeuta deverá entender as características e mecanismos dessas lesões e doenças, realizar a avaliação cinético-funcional em solo e na água e determinar o diagnóstico cinético-funcional e os objetivos fisioterapêuticos para cada paciente. A partir disso, ele terá condições de escolher os métodos e técnicas mais coerentes com as necessidades do paciente.

## Referências

CAMPION, M. R. *Hidroterapia:* princípios e prática. São Paulo: Manole, 2000.

COFFITO. *Resolução n. 443, de 3 de setembro de 2014.* Disciplina a especialidade de fisioterapia aquática e dá outras providências. Brasília: COFFITO, 2014. Disponível em: https://www.coffito.gov.br/nsite/?p=3205. Acesso em: 4 mar. 2021.

DULL, H. *Watsu:* freeing the body in water. 3rd. ed. Indiana: Trafford on Demand Pub, 2004.

DUTTON, M. *Fisioterapia ortopédica, exame, avaliação e intervenção.* 2. ed. Porto Alegre: Artmed, 2010.

IMBODEN, J. B.; HELLMANN, D. B.; STONE, J. H. *CURRENT diagnóstico e tratamento*: reumatologia. Porto Alegre: AMGH, 2014.

KONNO, J. Ai Chi: a symphony for my body. *Physical Therapy Products*, v. 2, 1997.

KOURY, J. M. *Programa de fisioterapia aquática:* um guia para a reabilitação ortopédica. São Paulo: Manole, 2000.

LEBAZ, B. *Aquastretching:* méthode de rééducation du dos dans l'eau. Paris: Chiron, 1989. t. 1.

O QUE é terapia watsu e por que está em alta? *In*: BLOG FISIOTERAPIA. [*S. l.: s. n.*], 2018. Disponível em: https://blogfisioterapia.com.br/terapia-watsu/. Acesso em: 4 mar. 2021.

RUOTI, R. G.; MORRIS, D. M.; COLE, A. J. *Reabilitação aquática.* São Paulo: Manole, 2000.

## Leituras recomendadas

KISNER, C.; COLBY, L. A. *Exercícios terapêuticos*: fundamentos e técnicas. 6. ed. São Paulo: Manole, 2017.

SANTOS, J. M. *et al*. Fisioterapia aquática: uma intervenção para mulheres com fibromialgia. *Expressa Extensão*, v. 25, n. 2, 2020. Disponível em: https://periodicos.ufpel.edu.br/ojs2/index.php/expressaextensao/article/view/18158. Acesso em: 4 mar. 2021.

### *Fique atento*

Os *links* para *sites* da *web* fornecidos neste capítulo foram todos testados, e seu funcionamento foi comprovado no momento da publicação do material. No entanto, a rede é extremamente dinâmica; suas páginas estão constantemente mudando de local e conteúdo. Assim, os editores declaram não ter qualquer responsabilidade sobre qualidade, precisão ou integralidade das informações referidas em tais *links*.

# Fisioterapia aquática nas afecções neurológicas

*Natália Lujan Ferraz*

### OBJETIVOS DE APRENDIZAGEM

> Descrever os objetivos da fisioterapia aquática nos distúrbios cinético--funcionais neurológicos.
> Identificar os métodos e técnicas indicados para a reabilitação física dos distúrbios cinético-funcionais neurológicos.
> Formular uma abordagem para pacientes com distúrbios cinético-funcionais neurológicos.

## Introdução

A fisioterapia aquática utiliza a água como recurso terapêutico para prevenção, controle e tratamento de doenças, podendo ser aplicada de diversas formas e em diferentes contextos. Após o diagnóstico cinesiológico funcional, o fisio-terapeuta pode inserir a fisioterapia aquática na sua intervenção de acordo com os objetivos a serem atingidos. Uma das principais indicações para o uso da água no âmbito fisioterapêutico é nas afecções neurológicas, que afetam o sistema nervoso de indivíduos em qualquer idade e reduzem a sua qualidade de vida.

Neste capítulo, descreveremos como o fisioterapeuta atua no âmbito aquático, considerando as alterações que ocorrem devido aos distúrbios cinético-funcionais neurológicos. Além disso, apresentaremos os principais objetivos da intervenção fisioterapêutica e as especificidades da avaliação para esses casos. Ainda, você conhecerá os métodos que utilizam a água como meio para o tratamento de pacientes com essas condições e a maneira como o fisioterapeuta deve realizar a abordagem do paciente de acordo com o seu diagnóstico cinesiológico funcional.

# O papel da fisioterapia aquática nas doenças neurológicas

A fisioterapia aquática é composta de ações de prevenção, promoção, proteção, educação, intervenção, recuperação e reabilitação do paciente em diferentes ambientes aquáticos (BRASIL, 2014). O fisioterapeuta pode atuar nas diversas áreas da fisioterapia, entre as quais está a neurologia.

As alterações no sistema nervoso podem ser decorrentes de lesões no sistema nervoso central ou no sistema nervoso periférico (Figura 1). O sistema nervoso central é formado pelo encéfalo — que engloba o cérebro, o cerebelo e o tronco encefálico — e pela medula espinhal. Já o sistema nervoso periférico é constituído pelos nervos, gânglios e terminações nervosas, que são as vias que levam estímulos para o sistema nervoso central ou para os músculos e as glândulas. Logo, o sistema nervoso é responsável pelas comunicações no organismo, integrando-o com o ambiente (MARTINI; TIMMONS; TALLITSCH, 2009).

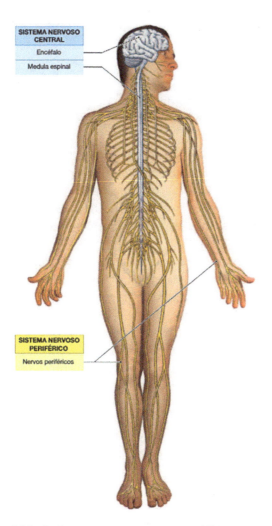

**Figura 1.** Divisão do sistema nervoso em central e periférico.
**Fonte:** Martini, Timmons e Tallitsch (2009, p. 341).

Os distúrbios cinético-funcionais neurológicos podem ser influenciados pelo local e pelo tamanho da lesão, e o objetivo do tratamento em fisioterapia aquática vai variar de acordo com as disfunções cinetico-funcionais do paciente, observadas na avaliação fisioterapêutica. Algumas **alterações comuns nos distúrbios cinético-funcionais neurológicos** são (THOMSON; SKNNER; PIERCY, 2002):

110 Fisioterapia aquática nas afecções neurológicas

- paresia ou paralisia;
- fraqueza muscular;
- hipotonia ou hipertonia;
- alteração de sensibilidade;
- déficit de equilíbrio e de coordenação;
- alteração no padrão de marcha.

A intervenção deve iniciar na fase aguda da doença, pois, por meio de exercícios direcionados, a fisioterapia pode auxiliar na melhora dessas alterações e na prevenção de outros acometimentos à saúde do indivíduo, melhorando sua capacidade funcional, sua força muscular, seu equilíbrio, sua coordenação motora, sua marcha e, consequentemente, sua qualidade de vida (BURKE-DOE; JOBST, 2015).

A hidroterapia é indicada para o tratamento dos distúrbios cinético-funcionais neurológicos e pode ser realizada em indivíduos de qualquer idade. Com a intervenção precoce, esse tipo de terapia pode recuperar a capacidade funcional do paciente mais rapidamente que a intervenção no solo, sendo uma ótima opção para indivíduos que apresentam restrições, pois favorece a aquisição de novas habilidades. Porém, antes de iniciar o tratamento em ambiente aquático, é necessário atentar para as suas **contraindicações** (FORNAZARI, 2012; RESENDE; RASSI; VIANA, 2008):

- insuficiência respiratória grave;
- lesões na pele e úlceras;
- hipertensão e insuficiência cardíaca descontrolada;
- incontinência urinária ou fecal;
- febre;
- epilepsia;
- infecções.

## Especificidades da avaliação cinético-funcional

Antes de iniciar qualquer tratamento, o fisioterapeuta deve realizar o diagnóstico cinesiológico funcional a partir de uma avaliação, na qual deve coletar informações sobre o quadro clínico do paciente. Visto que o paciente com alguma afecção neurológica pode apresentar uma série de alterações, a **avaliação inicial** deve constar dos seguintes dados (O'SULLIVAN; SCHMITZ, 2003):

- queixa principal;
- histórico e evolução da doença;
- antecedentes pessoais e familiares;
- medicações em uso;
- inspeção para identificação de deformidades e desvios da coluna;
- trofismo;
- postura;
- edema.

No **exame físico**, o profissional deve aferir os dados vitais; realizar a palpação muscular para verificar a presença de flacidez ou rigidez muscular; avaliar o tônus muscular em diferentes grupos (Quadro 1); avaliar a mobilidade verificando a amplitude de movimento de cada articulação; avaliar a força muscular (escala de Oxford); avaliar os reflexos superficiais (Babinski e cutâneo abdominal) e os reflexos profundos (bicipital, tricipital, patelar, aquileu); verificar a presença de clônus; e avaliar a sensibilidade superficial (tátil, térmica, dolorosa) e a sensibilidade profunda (propriocepção e cinestesia). Se necessário, pode-se realizar a avaliação dos miótomos e dermátomos por meio da escala de ASIA. Ainda, é preciso avaliar o equilíbrio, a coordenação e outras funções, como cardiorrespiratória e geniturinária (SANVITO, 1996).

**Quadro 1.** Escala de Ashworth para avaliação do tônus

| Escore | Grau do tônus muscular |
| --- | --- |
| 1 | Sem aumento de tônus |
| 2 | Leve aumento de tônus ("canivete") |
| 3 | Moderado aumento do tônus |
| 4 | Aumento do tônus acentuado |
| 5 | Rigidez em flexão ou extensão |

**Fonte:** Adaptado de Teive, Zonta e Kumagai (1998).

Em se tratando de intervenção em ambiente aquático, a avaliação também deve considerar o comportamento do paciente nesse ambiente, isto é, também deve verificar se o indivíduo entra e sai da água sozinho ou se necessita de apoio; se ele consegue nadar; se ele flutua; se ele tem segurança dentro da piscina ou se sente medo; se ele precisa de equipamentos de flutuação; se ele realiza rotações; e se ele expira pelo nariz ou pela boca dentro da água (FORNAZARI, 2012). Essas informações são de extrema importância, pois determinarão a forma de intervenção do profissional, garantindo a segurança do paciente.

# Métodos de fisioterapia aquática na reabilitação neurológica

Os métodos e as técnicas a serem utilizados na fisioterapia aquática devem ser definidos de acordo com as necessidades do paciente. Após a avaliação fisioterapêutica, o profissional deve elaborar um plano de tratamento com as condutas mais adequadas ao quadro clínico que se apresenta (FORNAZARI, 2012).

Entre as técnicas e os métodos de fisioterapia aquática, estão os banhos em duchas, a crioestimulação, o turbilhão, a piscina terapêutica, o Halliwick, o Ai Chi e a Watsu, descritos a seguir conforme Biasoli e Machado (2006) e Cunha *et al.* (2000).

## Banhos em duchas

Nos banhos em duchas, são usados jatos de água, que pode estar em diferentes temperaturas. Se o paciente apresentar aumento do tônus muscular, o ideal será o uso de água aquecida. Por outro lado, se for um paciente com hipotonia, a água fria poderá ser recomendada. O uso da temperatura de acordo com o objetivo do tratamento é válido para qualquer método e técnica de fisioterapia aquática.

## Crioestimulação

A crioestimulação pode ser usada para aumentar a excitabilidade neuromotora e facilitar os movimentos, quando utilizada com estímulos rápidos e curtos em pontos motores específicos para recrutamento das fibras musculares.

## Turbilhão

Muito indicada para relaxamento muscular, a técnica do turbilhão consiste na imersão do paciente em um tanque no qual ocorre o turbilhonamento da água, normalmente morna. Também há o tanque de Hubbard, um recurso antigo, em que pode ser realizada a imersão e, até mesmo, o treino de marcha.

# Piscina terapêutica

A piscina terapêutica é um dos recursos mais usados para a realização da fisioterapia aquática. Na hidroterapia, o profissional pode desenvolver diferente técnicas, como, por exemplo, a hidrocinesioterapia e a Bad Ragaz.

Fundamentada no movimento humano, a **hidrocinesioterapia** consiste na junção da cinesioterapia com a terapia aquática, sendo realizados os exercícios de acordo com o tratamento específico para cada paciente. Podendo ser constituída de exercícios de membros superiores, inferiores e tronco, essa técnica é direcionada para alongamento; ganho de amplitude de movimento; fortalecimento muscular; treino de equilíbrio, coordenação e marcha; e trabalho de condicionamento aeróbico.

Já a **Bad Ragaz**, uma técnica muito indicada para pacientes com alterações neurológicas, promove o fortalecimento e a reeducação muscular, o relaxamento, o alongamento da coluna vertebral, a redução do tônus e o aumento da amplitude de movimento, melhorando, assim, a resistência e a capacidade funcional. Nessa técnica, o fisioterapeuta conduz e instrui o paciente, a fim de proporcionar a estabilização do tronco.

## Halliwick

Indicado tanto para crianças quanto para adultos, o método Halliwick tem como objetivo proporcionar independência ao paciente no ambiente aquático — podendo ser, posteriormente, realizado no solo —, enfatizando as suas habilidades, e não as limitações causadas pelas afecções neurológicas. Por meio do programa de dez pontos, esse método envolve aprendizagem psicomotora, ajuste mental, restauração do equilíbrio, inibição e facilitação.

## Ai Chi

Combinando conceitos e técnicas como o Tai-chi, o Qi gong, o Shiatsu e o Watsu, o método Ai Chi associa a respiração profunda com movimentos lentos e amplos dos membros superiores, dos membros inferiores e do tronco, promovendo relaxamento, alongamento muscular, alívio da dor e estabilização do tronco.

## Watsu

Em sua origem, a técnica Watsu não era direcionada para tratamento, mas, após ser adaptada para essa finalidade, passou a ser muito utilizada em

114 Fisioterapia aquática nas afecções neurológicas

pacientes com distúrbios neuromusculares. Composta basicamente por alongamentos que visam à reeducação muscular, essa técnica consiste na realização, a partir da flutuação, de uma sequência de movimentos, como os alongamentos e as rotações do tronco, que auxiliam no relaxamento profundo.

## Saiba mais

Para saber mais sobre os efeitos positivos do uso da Watsu, recomendamos a leitura do artigo "Efeito da técnica de Watsu na qualidade do sono e espasticidade em adolescentes com paralisia cerebral: série de casos", de Gimenez e Castro (2018).

Por meio das propriedades físicas da água, como a pressão hidrostática, a flutuação, a tensão superficial, a turbulência e a temperatura, essas técnicas geram efeitos fisiológicos que promovem a melhora do quadro clínico do paciente. Ainda, cabe salientar que, para auxiliar na execução dos exercícios, podem ser utilizados equipamentos (WEISS; NAVARRO, 2007).

# Abordagem fisioterapêutica em pacientes com afecções neurológicas

Como já mencionamos, as condutas realizadas pelo profissional na fisioterapia aquática dependem da doença e do quadro clínico do paciente; dessa forma, a abordagem deve ser definida de acordo com o diagnóstico cinesiológico funcional, a partir das informações coletadas na avaliação (O'SULLIVAN; SCHMITZ, 2003).

São exemplos de acometimentos do sistema nervoso encontrados na prática profissional: acidente vascular encefálico, lesão medular, traumatismo crânio encefálico, doença de Parkinson, Alzheimer, esclerose múltipla, esclerose lateral amiotrófica, distrofia muscular e paralisia cerebral, que é um transtorno do neurodesenvolvimento, comum em crianças até o segundo ano de vida. Cada doença tem suas características, que variam com a área afetada e o tamanho da lesão. Uma das principais manifestações dos acometimentos do sistema nervoso é a alteração do tônus muscular. Em pacientes com lesão do motoneurônio superior, é característica a ocorrência de espasticidade; já em lesões do motoneurônio inferior, a hipotonia é mais frequente (SANVITO, 1996).

Na hidroterapia, a sessão pode ser iniciada com aquecimento, a fim de adaptar o corpo ao ambiente, e, para promover alongamento, podem-se realizar no início da sessão técnicas como a Watsu. Para promover relaxamento e diminuição do tônus muscular, pode-se lançar mão do método Bad Ragaz, executando movimentos lentos e rítmicos. Nesse método, os flutuadores são utilizados na cervical, na cintura pélvica e no tornozelo, de modo a manter o corpo alinhado e totalmente flutuante. Os flutuadores são indicados também como suporte para pacientes que não conseguem se manter em uma posição segura dentro da piscina (p. ex., em alguns casos de crianças com paralisia cerebral), facilitando a sustentação do paciente pelo profissional e a realização de movimentos (CUNHA *et al.*, 2000).

Como efeito da flutuação na água, o recrutamento do tônus diminui, tornando mais fácil a execução dos movimentos. Já a turbulência causa resistência, que promove aumento do tônus muscular, e, sendo assim, os pacientes que apresentam espasticidade merecem atenção em relação ao uso desse princípio, pois podem realizar movimentos compensatórios e adotar posturas inadequadas (ORSINI *et al.*, 2010).

A temperatura da água influencia no tônus muscular. A água aquecida, com temperatura entre 32 e 33°C, é uma boa opção para a realização da hidroterapia visando à redução do tônus, além de facilitar a execução de alongamentos, prevenindo as contraturas. A água em baixas temperaturas, por sua vez, também auxilia na modulação do tônus muscular. Para a melhora do quadro de espasticidade, além da influência dos efeitos físicos da água na modulação do tônus muscular, alguns fatores devem ser considerados durante a terapia: os movimentos não devem ser rápidos e com abalamentos; e, uma vez que a instabilidade também fornece estímulo para o recrutamento do tônus, ela deve ser controlada, de modo que o tônus seja recrutado de forma funcional, e não com a adoção de posturas compensatórias (ORSINI *et al.*, 2010).

As alterações provenientes de acometimentos cerebelares tendem a ocasionar o déficit de equilíbrio. Nesses casos, o fisioterapeuta pode realizar exercícios como o treino de marcha em diferentes variações (Quadro 2), pois na água, devido à instabilidade, o sistema vestibular é trabalhado. A turbulência provoca a desestabilização, favorecendo estímulos para o ajuste postural e o fortalecimento muscular; a viscosidade estimula as reações de equilíbrio e endireitamento, favorecendo, assim, a melhora na funcionalidade; e a pressão hidrostática auxilia na estabilização das articulações enfraquecidas (OLIVEIRA; SANTOS, 2017; ORSINI *et al.*, 2010; RESENDE; RASSI; VIANA, 2008).

**Quadro 2.** Programa de hidroterapia para equilíbrio

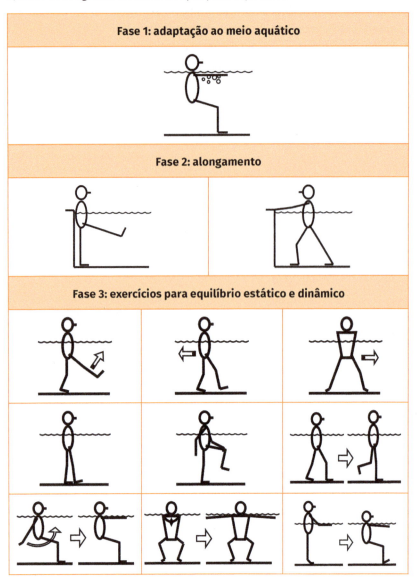

**Fonte:** Adaptado de Resende, Rassi e Viana (2008).

Para pacientes que apresentam comprometimentos como distrofia muscular de Duchenne ou traumatismo raquimedular, principalmente em lesões altas, a intervenção deve ter uma duração menor, pois o gasto energético durante a realização do exercício pode ser alto para o paciente, levando à fadiga muscular excessiva devido à fraqueza dos músculos. Além disso, esses pacientes podem apresentar alterações cardíacas e respiratórias, sendo de extrema importância o monitoramento dos sinais vitais (WEISS; NAVARRO, 2007; CHINEN *et al.*, 2019).

### Saiba mais

Para saber mais sobre o uso da hidroterapia no tratamento de pacientes com distrofia muscular, recomendamos a leitura do artigo "Fisioterapia aquática em indivíduos com distrofia muscular: uma revisão sistemática do tipo escopo", de Lima e Cordeiro (2020).

Dependendo das alterações apresentadas pelo paciente, o tratamento fisioterapêutico em solo pode ser de difícil execução. Desse modo, a água se mostra uma boa alternativa de tratamento devido às suas propriedades físicas, que auxiliam na mobilização e, assim, tornam a intervenção mais efetiva (FORNAZARI, 2012).

É importante salientar que, para a realização da hidroterapia, a forma de entrada e saída da piscina deve ser segura para o paciente. Em alguns casos, como o tratamento de pacientes com paraplegia, é necessário que a piscina disponha de adaptações (p. ex., bancos de transferência ou elevadores), de modo a permitir a transferência do paciente para o meio líquido de maneira independente (FORNAZARI, 2012).

Outro ponto importante a ser destacado diz respeito às incontinências urinária e fecal. Embora elas sejam elencadas como contraindicações para a realização da hidroterapia, os pacientes com esses distúrbios podem utilizar fraldas específicas para o uso em ambiente aquático. Já nos casos de uso de sonda vesical, o coletor pode ser esvaziado antes da sessão e fixado para a realização da hidroterapia (FORNAZARI, 2012).

## Referências

BIASOLI, M. C.; MACHADO, C. M. C. Hidroterapia: técnicas e aplicabilidades nas disfunções reumatológicas. *Temas de Reumatologia Clínica*, v. 7, n. 3, p. 78–87, jun. 2006.

BRASIL. Resolução n. 443, de 3 de setembro de 2014. Disciplina a Especialidade Profissional de Fisioterapia Aquática e dá outras providências. *Diário Oficial da União*, Brasília, DF, ano 151, n. 184, seção 1, p. 144–145, 24 set. 2014. Disponível em: https://pesquisa. in.gov.br/imprensa/jsp/visualiza/index.jsp?jornal=1&pagina=144&data=24/09/2014. Acesso em: 4 abr. 2021.

BURKE-DOE, A.; JOBST, E. *Casos clínicos em fisioterapia e reabilitação neurológica*. Porto Alegre: AMGH, 2015.

CHINEN, J. C. S. *et al.* Resistência da água e fadiga na distrofia muscular de Duchenne (DMD): uma revisão bibliográfica. *Revista UNILUS Ensino e Pesquisa*, v. 16, n. 44, p. 135–141, jul./set. 2019. Disponível em: http://revista.unilus.edu.br/index.php/ruep/article/view/1184/u2019V16n44e1184. Acesso em: 4 abr. 2021.

CUNHA, M. C. B. *et al.* Relaxamento aquático, em piscina aquecida, realizado pelo método Ai Chi: uma nova abordagem hidroterapêutica para pacientes portadores de doenças neuromusculares. *Revista Neurociências*, v. 8, n. 2, p. 46–49, 2000. Disponível em: https://periodicos.unifesp.br/index.php/neurociencias/article/view/8942/6475. Acesso em: 4 abr. 2021.

FORNAZARI, L. P. *Fisioterapia aquática.* Guarapuava: Unicentro, 2012. Disponível em: http://repositorio.unicentro.br:8080/jspui/bitstream/123456789/503/5/Fisioterapia%20Aqu%c3%a1tica.pdf. Acesso em: 4 abr. 2021.

MARTINI, F. H.; TIMMONS, M. J.; TALLITSCH, R. B. *Anatomia humana.* 6. ed. Porto Alegre: Artmed, 2009. (Série Martini).

OLIVEIRA, J. S.; SANTOS, M. D. Proposta fisioterapêutica de treino de equilíbrio e marcha em pacientes portadores de ataxia cerebelar. *Visão Universitária*, v. 2, n. 1, p. 116–127, 2017. Disponível em: http://www.visaouniversitaria.com.br/ojs/index.php/home/article/view/139/99. Acesso em: 4 abr. 2021.

ORSINI, M. *et al.* Hidroterapia no gerenciamento da espasticidade nas paraparesias espásticas de várias etiologias. *Revista Neurociências*, v. 18, n. 1, p. 81–86, 2010. Disponível em: http://www.revistaneurociencias.com.br/edicoes/2010/RN1801/279%20revisao.pdf. Acesso em: 4 abr. 2021.

O'SULLIVAN, S. B.; SCHMITZ, T. J. *Fisioterapia*: avaliação e tratamento. 3. ed. Rio de Janeiro: Guanabara Koogan, 2003.

RESENDE, S. M.; RASSI, C. M.; VIANA, F. P. Efeitos da hidroterapia na recuperação do equilíbrio e prevenção de quedas em idosas. *Revista Brasileira de Fisioterapia*, v. 12, n. 1, p. 57–63, jan./fev. 2008. Disponível em: https://www.scielo.br/pdf/rbfis/v12n1/11.pdf. Acesso em: 4 abr. 2021.

SANVITO, W. L. *Propedêutica neurológica básica.* 6. Ed. São Paulo: Atheneu, 1996.

TEIVE, H. A. G.; ZONTA, M.; KUMAGAI, Y. Tratamento da espasticidade: uma atualização. *Arquivos de Neuro-Psiquiatria*, v. 56, n. 4, p. 852–858, dez. 1998. Disponível em: https://www.scielo.br/scielo.php?script=sci_arttext&pid=S0004-282X1998000500025. Acesso em: 4 abr. 2021.

THOMSON, A.; SKNNER A.; PIERCY, J. *Fisioterapia de Tidy.* 12. ed. São Paulo: Santos, 2002.

WEISS, G.; NAVARRO, M. F. Terapia aquática no lesado medular: estudo de caso. *Revista Uningá*, n. 11, p. 41-48, jan./mar. 2007. Disponível em: http://revista.uninga.br/index.php/uninga/article/view/536/195. Acesso em: 4 abr. 2021.

# Leituras recomendadas

GIMENEZ, M. F.; CASTRO, N. H. S. Efeito da técnica de Watsu na qualidade do sono e espasticidade em adolescentes com paralisia cerebral: série de casos. *Unisanta Health Science*, v. 2, n. 1, P. 42–50, 2018. Disponível em: https://periodicos.unisanta.br/index.php/hea/article/view/1636/1357. Acesso em: 4 abr. 2021.

LIMA, A. A. R.; CORDEIRO, L. Fisioterapia aquática em indivíduos com distrofia muscular: uma revisão sistemática do tipo escopo. *Fisioterapia e Pesquisa*, v. 27, n. 1, p. 100–111, jan./mar. 2020. Disponível em: https://www.scielo.br/scielo.php?script=sci_arttext&pid=S1809-29502020000100100. Acesso em: 4 abr. 2021.

TOLOSA, A. P. M.; CANELAS, H. M. *Propedêutica neurológica*: temas essenciais. 2. ed. São Paulo: Sarvier, 1969.

## *Fique atento*

Os *links* para *sites* da *web* fornecidos neste capítulo foram todos testados, e seu funcionamento foi comprovado no momento da publicação do material. No entanto, a rede é extremamente dinâmica; suas páginas estão constantemente mudando de local e conteúdo. Assim, os editores declaram não ter qualquer responsabilidade sobre qualidade, precisão ou integralidade das informações referidas em tais *links*.

# Fisioterapia aquática nas afecções cardiorrespiratórias

*Márcia Cristina Sangean*

**OBJETIVOS DE APRENDIZAGEM**

> Descrever os objetivos da fisioterapia aquática nos distúrbios cinético-
-funcionais cardiorrespiratórios.
> Identificar os métodos e as técnicas indicados para a reabilitação física dos
distúrbios cinético-funcionais cardiorrespiratórios.
> Formular uma abordagem para pacientes com distúrbios cinético-funcionais
cardiorrespiratórios.

## Introdução

Os pacientes com afecções cardiorrespiratórias crônicas desenvolvem dispneia e fadiga, que crescem à medida que a doença progride. Tais sintomas dificultam a realização das atividades de vida diária e, como consequência, aumentam o sedentarismo e a fraqueza muscular decorrentes da sarcopenia, isto é, da perda de força e de massa muscular. Com isso, há um crescimento no número de exacerbações e internações, bem como no risco de mortalidade.

A fisioterapia aquática é uma alternativa interessante de reabilitação física para esse grupo de pacientes. Isso porque, além de promover a reabilitação cardiorrespiratória — decorrente da melhora da força muscular e do desempenho físico ou *endurance*, que reduz a dispneia e a fadiga muscular —, a fisioterapia aquática também propicia benefícios fisiológicos relacionados à imersão, como a redução do impacto articular e a facilidade para realizar os movimentos. Além disso, a temperatura agradável da piscina terapêutica relaxa os músculos e reduz a sensibilidade à dor. Ainda, outro benefício da fisioterapia aquática é a socialização, pois, respeitando-se as dimensões da piscina, podem-se realizar atividades conjuntas, em sessões em dupla ou em um pequeno grupo de pacientes ao mesmo tempo (WU *et al.*, 2018).

Neste capítulo, serão detalhados os objetivos e os benefícios da fisioterapia aquática para pacientes com distúrbios cardiorrespiratórios. Também apresentaremos técnicas e métodos aplicados para reabilitá-los, com exemplos de atividades aeróbias, exercícios resistidos, atividades de relaxamento e alongamento, bem como recursos que podem ser utilizados em cada uma dessas etapas.

## Efeitos da fisioterapia aquática no sistema cardiorrespiratório

A fisioterapia aquática oferece diversos benefícios aos pacientes que apresentam distúrbios cardiorrespiratórios. Esses benefícios, como veremos a seguir, são potencializados quando associadas ao exercício físico, com atividades aeróbias e resistidas.

Como benefícios da piscina terapêutica, ou hidroterapia, no sistema cardiovascular, destacam-se a redução da pressão arterial, o aumento do trabalho cardíaco, o aumento do débito urinário e, com isso, o controle e a redução da volemia (redução da sobrecarga cardiovascular), a redução da frequência cardíaca, a neoformação de vasos sistêmicos e miocárdicos (angiogênese), a vasodilatação de capilares sistêmicos, o menor gasto energético para aumento da eficiência muscular e do consumo máximo de oxigênio, e o aumento da função contrátil do coração (CIDER *et al.*, 2006).

A imersão promove a redução da resistência vascular periférica decorrente da vasodilatação, e, com a ação da pressão hidrostática, há aumento do retorno venoso, com deslocamento aproximado de 10% do volume sanguíneo das regiões dos membros inferiores para o tórax conforme o nível de imersão. Com isso, aumenta o retorno venoso sanguíneo e linfático (CARVALHO; BOCCHI; GUIMARÃES, 2009).

Esse deslocamento do fluxo sanguíneo das regiões periféricas para a região central do sistema cardiovascular acarreta o aumento do volume sanguíneo e do retorno venoso. Esse sangue é devolvido às regiões periféricas por meio do aumento do débito cardíaco, que ocorre por aumento da frequência cardíaca ou do volume sistólico, conforme a capacidade de contração miocárdica e ativação do mecanismo de Frank Starling (MOUROT *et al.*, 2010).

## Saiba mais

O mecanismo de Frank Starling se refere à capacidade de adaptação fisiológica cardíaca ao aumento de volume intracardíaco. Esse mecanismo é adaptativo e define que, conforme há distensão do ventrículo esquerdo decorrente do aumento de volume sanguíneo, as fibras miocárdicas são capazes de se distender e elevar sua potência contrátil para aumentar a ejeção de sangue. Ou seja, dentro de limites fisiológicos, o coração é capaz de se adaptar às alterações de volume sanguíneo (HALL, 2020).

À medida que ocorrem a vasodilatação e o aumento do enchimento dos capilares sistêmicos, há redução da resistência vascular sistêmica, sendo reduzida a pressão arterial, principalmente a diastólica, que havia aumentado inicialmente. Além disso, por causa do aumento do fluxo sanguíneo periférico e do aumento do débito cardíaco, haverá também aumento da perfusão renal, acarretando um aumento do volume urinário de até 50% (CANDELORO; CAROMANO, 2008).

A sobrecarga cardiovascular ocorre com o aumento da força de contração miocárdica, promovendo aumento da fração de ejeção, que atua na redução da fadiga (fator limitante para a realização das atividades diárias por pacientes com distúrbios cardiorrespiratórios) e no aumento da força muscular, que promove menor gasto energético para a execução de atividades diárias. Com isso, há uma melhora no consumo de oxigênio e no aproveitamento do oxigênio para as atividades metabólicas, o que reduz a sobrecarga respiratória e a dispneia — outro sintoma limitante nesse grupo de pacientes e principal sintoma dos pacientes com distúrbios respiratórios. Portanto, o aumento da força de contração miocárdica beneficia tanto os pacientes com distúrbios cardiovasculares quanto aqueles com distúrbios respiratórios (SANDI; SILVA, 2018).

A piscina terapêutica oferece benefícios para o sistema respiratório de todos os pacientes pneumopatas, inclusive aqueles que apresentam hiperinsuflação pulmonar. Isso porque a imersão provoca a redução do volume residual e, como consequência, o aumento da capacidade vital e do volume de reserva expiratório, bem como da vasodilatação dos capilares pulmonares, melhorando a oxigenação tecidual (SÁ et al., 2010).

Além de promover essas alterações ventilatórias e de oxigenação, que envolvem as trocas gasosas, a hidroterapia também beneficia diretamente a condição mecânica da respiração. Com a imersão ao nível da vértebra C7, há vantagem mecânica do músculo diafragma e dos músculos intercostais, reduzindo o diâmetro transverso do tórax e favorecendo a desinsuflação pulmonar e a efetividade da ventilação. Em compensação, para vencer a ação

**124** Fisioterapia aquática nas afecções cardiorrespiratórias

da pressão hidrostática sobre o tórax completamente imerso, há aumento do trabalho respiratório em até 50%, decorrente da alteração mecânica da compressão do tórax e da dificuldade de manter a ventilação alveolar contra a resistência da água para expansão torácica, sendo necessária uma ação muscular mais efetiva a fim de expandir os pulmões (SANDI; SILVA, 2018).

A pressão hidrostática também interfere diretamente na função cardiorrespiratória, conforme o nível de imersão. Com imersão até o nível do processo xifoide, o conteúdo abdominal é contido e empurrado internamente, promovendo aumento do comprimento do músculo diafragma, que compensa a desvantagem mecânica que os pacientes pneumopatas crônicos desenvolvem com a progressão da doença e a hiperinsuflação (CARREGARO; TOLEDO, 2008).

Com relação aos seus benefícios ao sistema musculoesquelético, a reabilitação física em piscina terapêutica, devido à flutuabilidade do corpo imerso, auxilia na estabilidade do corpo e reduz o impacto do ortostatismo sobre as articulações de membros inferiores, o que proporciona a redução de dor articular e pode possibilitar a realização de exercícios para fortalecimento muscular sem que seja necessário o uso de dispositivos auxiliares, como as bengalas. Vale ressaltar que grande parte dos pacientes com distúrbios cardiorrespiratórios crônicos são pacientes idosos, cujo desempenho, em razão de degeneração e dor musculoesquelética, pode se mostrar reduzido durante a reabilitação em solo (CARREGARO; TOLEDO, 2008).

Tais benefícios estão relacionados aos diferentes níveis de imersão, associados com temperaturas elevadas e com o programa de exercícios. Quanto maior for o nível de imersão e maior for a temperatura, maior será o efeito cardiorrespiratório. Os exercícios diferem em sua forma de execução, e esse fator deve ser levado em consideração quando for elaborada a proposta de cada terapia conforme os objetivos propostos individualmente (KURABAYASHI *et al.*, 1998).

Níveis de imersão na altura da crista ilíaca estão relacionados a menores efeitos no sistema circulatório, uma vez que apenas os membros inferiores sofrem ação da imersão. Esses efeitos são maiores quando o paciente está imerso até a altura do processo xifoide, pois, nesse caso, o conteúdo abdominal também está imerso, o que acarreta um aumento proporcional da vasodilatação, do fluxo sanguíneo, do retorno venoso e do débito cardíaco. Esses efeitos aumentam consideravelmente quando a imersão ocorre até o nível da vértebra C7, pois haverá efeitos diretos da imersão também sobre o tórax imerso. A intensidade dos efeitos pulmonares também está relacionada ao nível de imersão, principalmente com níveis de imersão até a altura do processo xifoide (por causa do impacto da região abdominal sobre o tórax) ou até a altura da vértebra C7 (por causa do impacto da imersão diretamente sobre o tórax) (SÁ *et al.*, 2010).

A crenoterapia, que consiste na manutenção do corpo imerso em águas termais, oferece benefícios cardiovasculares de vasodilatação e aumento do débito cardíaco, o que promove a melhora da oxigenação tecidual por aumento de aporte sanguíneo e aumento do débito urinário. Se a imersão estiver na altura da vértebra C7, também haverá ação da pressão hidrostática sobre o sistema respiratório, o que vai trazer como benefícios a redução do volume residual e o aumento da capacidade vital. Entretanto, se o paciente ficar imerso apenas com o corpo imóvel, sem realizar exercícios, os efeitos terão duração curta, restringindo-se ao período de imersão. Sendo assim, os efeitos não terão impacto na melhora da fadiga, da dispneia e da realização das atividades de vida diária, pois não haverá melhora da função cardíaca nem da musculatura respiratória e do sistema respiratório. Ademais, cabe salientar que a crenoterapia não possibilita o controle da temperatura, podendo os efeitos da imersão serem potencializados de acordo com a sazonalidade, como, por exemplo, o verão (SANDI; SILVA, 2018).

Um cuidado que se deve ter durante a realização de qualquer atividade que envolva a imersão com temperaturas elevadas diz respeito ao tempo de permanência em imersão em relação à temperatura da água. Quanto mais elevada estiver a temperatura, menor deverá ser o tempo de permanência em imersão, a fim de que não haja hipotensão arterial, que pode provocar náusea, vômitos e, em maior proporção, chegar a desmaio e perda súbita de consciência por redução da perfusão cerebral. Temperaturas próximas a 38°C podem desencadear efeitos de hipotensão arterial após 30 minutos de imersão, causados pela intensa sudorese decorrente da temperatura elevada associada com o aumento do débito urinário (KURABAYASHI *et al.*, 1998).

É importante que, em locais onde a temperatura da água é superior a 32°C, como é o caso de quase todas as modalidades de fisioterapia aquática, o paciente permaneça hidratado. Para tanto, o profissional deve ter o cuidado de manter próximo um *squeeze* com água e lembrar o paciente de hidratar-se a cada 20 a 30 minutos. Com isso, o efeito da hipotensão arterial é considera-velmente reduzido devido à reposição hídrica (CANDELORO; CAROMANO, 2008).

As duchas terapêuticas, desde que realizadas em temperaturas elevadas, propiciam um efeito vasodilatador local — cujo efeito cardiovascular será proporcional ao tempo e à pressão da ducha — e promovem a vasodilatação da região da pele e da musculatura superficial, com o benefício de aumento do aporte de oxigênio e nutrientes para os tecidos que tiveram vasodilatação (CARVALHO; BOCCHI; GUIMARÃES, 2009).

Recursos de termoterapia, como bolsa de água quente ou bolsa térmica, têm efeito benéfico na redução da dor local por lesão musculoesquelética, ao promover vasodilatação local, com efeito de relaxamento muscular de músculos mais profundos da região, onde a temperatura permanecerá aumentada. Durante a aplicação desse tipo de recurso, é necessário atentar para o risco de queimadura local, que pode ser reduzido pelo uso de uma interface, como uma toalha de pano (FELICE; SANTANA, 2009).

Já a crioterapia tem efeito cardiovascular oposto. Temperaturas baixas promovem vasoconstrição local, com redução do metabolismo local, o que é extremamente benéfico em lesões agudas, uma vez que reduz a lesão tecidual secundária e, com isso, contém a progressão da agressão tecidual. Ressalte-se que esse efeito é obtido com aplicações de 20 minutos. Ainda, é importante comentar que, após a aplicação de crioterapia, há vasodilatação secundária refratária, que tem o benefício de recolher os catabólitos decorrentes do reparo tecidual à agressão. Deve-se ter cuidado de proteger a pele para evitar queimadura pelo frio, e, após a aplicação, caso o paciente apresente dermografismo, a indicação da crioterapia deve ser revista, realizando-se um balanço entre o custo e o benefício de sua aplicação (FELICE; SANTANA, 2009).

## Avaliação cinético-funcional cardiorrespiratória em fisioterapia aquática

A avaliação cinético-funcional do paciente com disfunção cardiovascular e respiratória voltada para a fisioterapia aquática deve estar relacionada à capacidade funcional do paciente para realizar exercício.

É fundamental que o paciente tenha realizado previamente o teste de caminhada de 6 minutos, para avaliar o seu comportamento durante o exercício em solo e extrapolar os resultados do comportamento da frequência cardíaca, da pressão arterial e da saturação periférica de oxigênio durante o teste, de modo a tornar segura a realização das atividades em piscina terapêutica (AMERICAN THORACIC SOCIETY, 2002).

### *Saiba mais*

O teste de caminhada de 6 minutos é realizado em corredor plano e coberto, marcado a cada metro, com 30 m de comprimento. Para fazer o teste, o paciente deverá caminhar por esse trajeto, cujos início e fim são marcados com um cone, o mais rapidamente possível, sem correr. Ele poderá reduzir a velocidade ou até mesmo parar, mas o cronômetro continuará marcando o tempo. O resultado do teste será a distância percorrida nos 6 minutos (IWAMA *et al.*, 2009).

Para a população brasileira, há os seguintes valores de referência para a distância percorrida (IWAMA *et al.*, 2009):

- gênero masculino: 622,461 – (1,846 × idade) + 61,503;
- gênero feminino: 622,461 – (1,846 × idade).

O registro dos sinais vitais e da escala de Borg são verificados no início e no final do teste (IWAMA *et al.*, 2009).

---

Durante a realização dos exercícios em piscina terapêutica, os sinais vitais devem ser medidos a cada 5 minutos, e a terapia deverá ser ajustada conforme a variação desses parâmetros. Além disso, a ausculta pulmonar deve ser realizada diariamente antes do início e após o término da sessão de fisioterapia.

A avaliação da força muscular deve ser realizada por meio do Medical Research Council (MRC), para verificar a força muscular periférica dos músculos esqueléticos de membros superiores e membros inferiores. A força muscular verificada em solo não é utilizada para a verificação da força muscular em piscina terapêutica, mas serve como ponto inicial para o tratamento, uma vez que não há instrumentos de mensuração de força muscular validados para avaliação com precisão em piscina terapêutica (KOVELIS *et al.*, 2008).

Como mencionamos anteriormente, a fisioterapia aquática proporciona a melhora da dispneia e da fadiga. Como isso impacta diretamente na qualidade de vida dos pacientes, é interessante aplicar algum questionário para avaliar essa mudança, sendo o questionário mais utilizado nesse caso o Short-Form 36 (SF-36).

A avaliação cardiorrespiratória do paciente no meio líquido é verificada pela alteração da pressão arterial em solo e imóvel na imersão. Caso o paciente tenha hipertensão arterial associada a qualquer outro comprometimento que necessite de tratamento em piscina terapêutica, é importante verificar a sua pressão arterial em diferentes níveis de imersão, principalmente no nível de imersão em que ele permanecerá durante os atendimentos.

Também é necessário comparar os valores da saturação periférica de oxigênio em solo e após a imersão. Poderá haver alterações decorrentes da pressão hidrostática sobre o tórax.

Ao final do programa de treinamento, os testes de caminhada de 6 minutos, da força muscular periférica e da qualidade de vida devem ser repetidos para a confirmação do impacto da fisioterapia aquática na vida desses pacientes (MCNAMARA *et al.*, 2013).

Por fim, deve-se avaliar a adaptação do paciente ao ambiente aquático. Em alguns casos, esse recurso pode ser até contraindicado, uma vez que a falta de adaptação ao meio restringe seus benefícios.

## Fique atento

Tratados como pacientes cardiopatas, os pacientes hipertensos são muito beneficiados com o tratamento em piscina terapêutica. Quando esse recurso é associado com exercícios, há efeitos de longo prazo na manutenção da pressão arterial em níveis menores, ou seja, mais próximos dos valores de normalidade. Entretanto, cabe ressaltar a importância de se monitorizarem com mais rigor os valores de pressão arterial nesse grupo de pacientes. Se a pressão arterial do indivíduo não estiver estável no momento da terapia, independentemente de ele ter tomado o medicamento habitual, será preciso ter cautela quanto ao uso desse recurso. Em alguns casos, dependendo dos valores de pressão arterial apresentados, a terapia pode, até mesmo, ser suspensa (CIDER *et al.*, 2006).

# Reabilitação cardiorrespiratória em fisioterapia aquática

A fisioterapia cardiorrespiratória atende pacientes com distúrbios cardiovasculares e respiratórios que apresentam especificamente dispneia e fadiga. A reabilitação cardiorrespiratória em fisioterapia aquática ocorre de melhor forma quando o recurso utilizado é a piscina terapêutica. Isso porque ela permite que, concomitante à imersão, seja realizado um programa de atividades aeróbias e resistidas, utilizando a água como resistência ao movimento aeróbio e a velocidade do movimento dos membros como resistência muscular periférica, que pode ser complementada pelo uso de equipamentos apropriados para a terapia aquática.

Como já citamos, a imersão, por si só, promove benefícios cardiovasculares e respiratórios; entretanto, o exercício físico programado é essencial para a redução dos sintomas de fadiga e dispneia. Esses exercícios podem ser realizados na hidroterapia, chamada "hidrocinesioterapia", ou mesmo em crenoterapia.

Devido à sua ação local, as duchas, a crioterapia e a bolsa térmica proporcionam benefícios circulatórios, sendo tais recursos indicados para isso. No entanto, não há benefício de reabilitação ou melhora da função cardíaca e respiratória suficiente para promover a redução dos sintomas limitantes apresentados por esses pacientes (FELICE; SANTANA, 2009).

## Saiba mais

O sistema muscular é composto por fibras musculares dos tipos I, IIa e IIb. As fibras musculares do tipo I são as mais rentáveis, porque utilizam o oxigênio como fonte de energia. Por esse motivo, elas devem ser treinadas com o objetivo de aumentar a resistência à fadiga, que é fundamental para beneficiar os pacientes com disfunção cardiorrespiratória que relatam fadiga.

Já as fibras musculares dos tipos IIa e IIb são importantes para aumentar a força muscular e a massa muscular, o que é fundamental para beneficiar os pacientes com disfunção cardiorrespiratória que apresentam fraqueza muscular e sarcopenia (FAGUNDES; MANSOUR, 2019).

---

Ao final da terapia, é importante realizar atividades de relaxamento ou alongamentos, a fim de que os sinais vitais do paciente retornem à condição de repouso e ele termine a terapia como a iniciou.

Uma vez que não ficará totalmente imerso durante a terapia, o paciente poderá usar oxigênio suplementar, se acaso precisar. A indicação de suplementação de oxigênio deve ser considerada sempre que a saturação periférica de oxigênio estiver com níveis inferiores a 88%. Saliente-se que é necessário assegurar-se de que a extensão de conexão entre o equipamento que fornece oxigênio (torpedo ou concentrador) e o paciente seja grande o suficiente para que o equipamento fique longe da piscina e o paciente consiga se deslocar por ela durante a realização das atividades.

## Atividades aeróbias

Os exercícios aeróbios são fundamentais para melhorar o controle respiratório, reduzir a dispneia, aumentar o consumo de energia, aumentar o retorno venoso e o débito cardíaco, estabilizar a pressão arterial, aumentar a perfusão tecidual, e promover condicionamento cardiovascular, aumentando a resistência à fadiga. Tais condições são essenciais para melhorar a qualidade de vida dos pacientes com distúrbios cardiorrespiratórios (MCNAMARA *et al.*, 2013).

Esses exercícios devem ser realizados por períodos de 20 a 30 minutos a cada sessão. Eles podem ser realizados ininterruptamente ou divididos em períodos com duração de 3 a 4 minutos, sendo alternados com exercícios resistidos, conforme a intensidade do comprometimento cardiorrespiratório do paciente. Ou seja, quanto mais grave for o comprometimento cardiovascular ou respiratório do paciente, menor será o tempo de permanência na atividade (3 minutos), com alternância entre esse tipo de exercício e o exercício resistido. À medida que for ocorrendo a aquisição cardiovascular, o tempo do exercício deverá aumentar, até que o paciente consiga permanecer em atividade aeróbia pelo tempo total de 30 minutos.

Como os exercícios aeróbios exigem maior deslocamento, o paciente deve realizá-los com meias ou sapatilhas antiderrapantes, para que não escorregue. Nessa fase, os exercícios devem ser executados com o paciente em sedestação,

130 Fisioterapia aquática nas afecções cardiorrespiratórias

com menor imersão, devendo o nível de água ficar entre o processo xifoide ou as últimas costelas até a região do quadril. Essa condição é importante para manter o tórax livre e, com isso, garantir a respiração normal do paciente.

Os exercícios são realizados com caminhadas ou corridas pela piscina, que podem ser executadas livremente ou com metas, em ritmo moderado ou elevado. Para oferecer resistência à caminhada e aumentar a dificuldade do exercício, pode-se utilizar um extensor elástico. As atividades aeróbias também podem ser realizadas posicionando-se um tubo de flutuação (conhecido como "macarrão") entre os membros inferiores do paciente, de modo que uma parte do flutuador fique posicionada anteriormente ao seu tronco e a outra, posteriormente. Então, solicita-se ao paciente que faça movimentos com os membros inferiores, pedalando contra a resistência da água.

Ainda, outra forma de exercício aeróbio na piscina é a execução de saltos, que podem ser realizados de maneira espontânea ou em uma cama elástica, ou *jump*. O uso desse equipamento é especialmente adequado nas situações em que se quer reduzir a resistência do corpo na água, pois, além de ajudar a impulsionar o paciente, a cama elástica ainda o mantém com menor imersão. Como alternativa, os saltos podem ser executados com passos alternados, com o auxílio de um *step* plástico específico para uso em piscina. Nas primeiras sessões, o ritmo dos passos pode ser mais lento, devendo aumentar conforme a evolução das terapias.

É importante ressaltar que o paciente deve realizar esses exercícios com segurança. Para isso, deve-se utilizar um frequencímetro para monitorizar a frequência cardíaca do paciente durante toda a terapia. Além disso, é necessário usar a escala de percepção subjetiva de esforço, ou escala de Borg modificada (Quadro 1), para que o paciente identifique e quantifique sua percepção de dispneia e fadiga durante a realização de cada atividade. Esse parâmetro serve, aliás, para a adequação das terapias seguintes.

**Quadro 1.** Escala de percepção de esforço (escala de Borg modificada)

| 0 | Nenhum |
|---|---|
| 0,5 | Muito, muito leve |
| 1 | Muito leve |
| 2 | Leve |
| 3 | Moderada |

*(Continua)*

(*Continuação*)

| 4 | Pouco intensa |
|---|---|
| 5 | Intensa |
| 6 | |
| 7 | Muito intensa |
| 8 | |
| 9 | Muito, muito intensa |
| 10 | Máxima |

**Fonte:** Adaptado de Borg (1982).

Também é necessário verificar a oxigenação de pulso, o que deve ser feito com o oxímetro de pulso. Como não é à prova d'água, esse equipamento não pode ficar com o paciente, devendo ser mantido na borda da piscina, dentro de um recipiente de isopor ou plástico impermeável. A verificação da oxigenação de pulso deve ser realizada, então, ao final de cada exercício ou durante a transição entre o exercício aeróbio e o resistido.

## *Saiba mais*

Para identificar a intensidade do exercício, é fundamental o controle da frequência cardíaca. Esta deve ser calculada individualmente conforme a equação de Karvonen, que determina a frequência cardíaca necessária para se conseguir condicionamento cardiovascular sem que haja sobrecarga ao sistema cardiovascular. A equação de Karvonen é a seguinte (POWERS; HOWLEY, 2014):

$$FCT = FC_{rep} + (FC_{máx} - FC_{rep}) \times intensidade$$

onde:

- *FCT* (frequência cardíaca de treino): valor em que a frequência cardíaca deve permanecer durante o treino aeróbio;
- *$FC_{rep}$* (frequência cardíaca de repouso): frequência cardíaca aferida na avaliação inicial, com o paciente em repouso por pelo menos 2 minutos;
- *$FC_{máx}$* (frequência cardíaca máxima): frequência cardíaca obtida por teste de esforço ou, na sua ausência, pela fórmula 220 – idade do paciente em anos;
- *intensidade*: carga imposta ao sistema cardiovascular, sendo 50% a 70% (ou 0,5 e 0,7, respectivamente) para pacientes cardiopatas e 60% a 80% (ou 0,6 e 0,8, respectivamente) para pacientes pneumopatas.

Para que haja maior precisão, deve-se calcular a *FCT* com a menor intensidade e, depois, repetir o cálculo com a maior intensidade. Com isso, podem-se obter os valores mínimo e máximo em que a frequência cardíaca deverá permanecer durante a fase de treino (POWERS; HOWLEY, 2014).

## Exercícios resistidos

Os exercícios resistidos são fundamentais para o aumento da força e da massa muscular, necessário sobretudo nos casos de sarcopenia, além de auxiliarem na melhora do uso do oxigênio como fonte de energia, o que reduz a fadiga e ajuda o paciente na realização das atividades de vida diária.

A programação de cada sessão deve incluir aproximadamente 20 minutos de exercícios resistidos, que podem ser realizados de forma consecutiva ou alternados com exercícios aeróbios, conforme a condição clínica e funcional do paciente. Diferentemente dos exercícios resistidos executados em solo, os exercícios realizados em água não possibilitam que se quantifique a carga, pois ela será proporcional à velocidade do deslocamento do membro na água. Dessa forma, a progressão do exercício ocorre com o aumento progressivo da velocidade do movimento. Também as repetições variam, podendo a sua intensidade ser definida pelo número de repetições por tempo.

O exercício pode ser feito com um grupo muscular mais específico, como, por exemplo, abdução de ombro ou flexão de braço; ou com grupos musculares maiores, como, por exemplo, movimentando-se os braços em abdução horizontal enquanto se caminha pela piscina com semiflexão de joelho e quadril. Quanto mais complexo for o movimento ou maior for o número de músculos agrupados, maior serão o gasto energético e o tempo para realizar cada repetição. Para ativar um pequeno ou um grande grupo muscular, deve-se levar em consideração durante o planejamento da terapia o posicionamento do paciente.

Os exercícios para membros superiores podem ser realizados com palmar para natação ou hidro halter (circular, triangular ou hexagonal), sendo importante usar o mesmo recurso em todas as sessões, de modo que não haja interferência no desempenho e na evolução do paciente. Para realizar exercícios de membros inferiores, podem ser utilizadas tornozeleiras com haste ou tornozeleiras em EVA — lembrando que a velocidade do movimento será equivalente à carga imposta.

Exercícios que envolvem músculos de tronco ou exercícios respiratórios com imersão e temperaturas elevadas oferecem maior treinamento dos músculos respiratórios, pois a pressão hidrostática exerce força sobre o tórax contra a inspiração. Tais exercícios são bem tolerados pelos pacientes, sendo benéficos especialmente para os pacientes que apresentam distúrbios respiratórios (SANDI; SILVA, 2018).

Como mencionamos, a sessão de fisioterapia aquática pode ser realizada alternando-se as atividades aeróbias e as atividades resistidas. Caso o objetivo da terapia seja esse, os exercícios devem ser planejados de forma que o paciente consiga intercalá-los sem muito tempo de transição, pois isso reflete diretamente no prejuízo do rendimento da atividade, na quebra da terapia e no tempo total de treinamento. Desse modo, para que a terapia seja efetiva, é fundamental elaborar os exercícios levando-se em consideração a sua ordem e as posturas adotadas em cada um deles.

## Relaxamento e alongamento

As sessões de fisioterapia aquática devem sempre ser finalizadas com relaxamento ou alongamento muscular, para que haja retorno dos sinais vitais à condição inicial, com redução dos trabalhos cardiovascular e respiratório.

Para tanto, podem ser utilizadas as técnicas de relaxamento e alongamento clássicas da fisioterapia aquática, com o uso de hidrotubos de flutuação (macarrão) e apoio de cabeça com colar cervical curto ou longo em neoprene. Isso pode ser associado com técnicas de pompagem e movimentos passivos de alongamento, utilizando-se a temperatura para relaxamento muscular. Ainda, se a terapia ocorrer em dupla ou em pequenos grupos, podem ser realizadas atividades entre os pacientes, com o intuito adicional de socialização e descontração.

# Proposta de abordagem de fisioterapia aquática em pacientes com distúrbios cardiorrespiratórios

Uma sessão de fisioterapia aquática desenvolvida para pacientes com distúrbios cardiorrespiratórios é estruturada de forma semelhante à sessão de fisioterapia em solo, compreendendo avaliação breve, treinamento aeróbio, treinamento resistido e alongamento ou relaxamento.

A avaliação é necessária para verificar os sinais vitais e determinar, a partir dos resultados obtidos, se devem ser feitos pequenos ajustes. Os principais sinais que devem ser verificados são a pressão arterial, a frequência cardíaca e a saturação periférica de oxigênio. No momento da avaliação, deve ser instalado no tórax do paciente o monitor de frequência cardíaca (frequencímetro), pois, uma vez que esta determinará a intensidade do exercício, é necessário que ela seja verificada durante toda a sessão. A saturação periférica de oxigênio, mensurada com o oxímetro de pulso, deverá ser verificada no início da sessão e na transição entre os exercícios, principalmente para os pacientes pneumopatas. Ademais, é conveniente manter cartões com a escala de Borg fixados na parede ou próximos à borda, para que o paciente consiga referir sua dispneia e fadiga. O ideal é que a intensidade de esforço das atividades propostas esteja próxima de intensa (valor 5).

A fase de treinamento, composta por treinamento aeróbio e treinamento resistido, corresponde a grande parte da sessão, envolvendo entre 40 e 50 minutos do tempo total da terapia. Essa composição varia conforme a condição clínica do paciente e a sua condição física e funcional, que é avaliada previamente. Isso se dá por meio da avaliação de força muscular pelo Medical Research Council (MRC) e do teste de caminhada de 6 minutos.

Pacientes em melhor condição física e funcional, ou que já fazem reabilitação por algum tempo, podem executar completamente a parte aeróbia seguida da parte resistida. Pacientes clinicamente mais comprometidos, ou com menor força muscular ou capacidade funcional, podem iniciar a fase de treinamento com alternância entre as atividades aeróbias e resistidas, devendo cada uma delas ter duração de 3 a 4 minutos — mas o tempo total deve ser o mesmo. Nessa última situação, os exercícios devem ser elaborados de modo que não haja perda de tempo na transição entre eles, sendo necessário que o fisioterapeuta prepare todo o cenário antecipadamente.

No treinamento aeróbio, realizam-se atividades como caminhadas, corridas ou saltos. A imersão máxima deve estar na altura do processo xifoide, para que a resistência imposta pela água não seja demasiada.

Como alternativa terapêutica, é possível utilizar o *step* ou a cama elástica (Figura 1), equipamentos que também são úteis para reduzir a imersão do corpo.

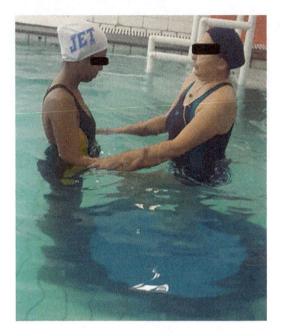

**Figura 1.** Exemplo de exercício aeróbio em cama elástica. Note que a imersão é reduzida e que a paciente está usando cateter nasal de oxigênio.

Outra opção para a realização de atividade aeróbia em piscina é passar o flutuador entre os membros inferiores, mantendo parte dele anterior ao tronco e parte posterior ao tronco, e atravessar a extensão da piscina movimentando os membros inferiores de maneira semelhante à ação de pedalar (Figura 2). Pacientes que já desenvolveram algum grau de condicionamento cardiovascular podem utilizar o extensor elástico preso à cintura e resistido pelo fisioterapeuta, a fim de impor maior carga de resistência à corrida.

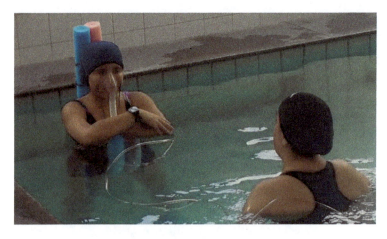

**Figura 2.** Exemplo de exercício aeróbio com uso de flutuador para atividade semelhante a pedalar. Note a presença do relógio mostrador da frequência cardíaca, inserido no tórax da paciente, que está usando máscara de Venturi com oxigênio.

Pacientes que estão iniciando a reabilitação aquática ou que têm comprometimento mais grave devem intercalar os exercícios entre aeróbios e resistidos. Nesses casos, o ideal é o que o fisioterapeuta elabore três ou quatro tipos de exercício aeróbio diferentes para cada sessão, podendo-se realizar duas vezes o mesmo exercício. Se a terapia for realizada em dupla ou em pequenos grupos, pode ser elaborado um circuito com estações de exercícios aeróbios, resistidos ou que alternem as duas modalidades, conforme a condição dos pacientes envolvidos na sessão. Assim, o cenário de toda a sessão já fica preparado, e os pacientes seguem por todo o circuito, participando de cada estação.

É importante que o paciente faça essas atividades calçando sapatilhas ou meias antiderrapantes e que seja monitorizado durante toda a terapia, de modo a evitar que a frequência cardíaca atinja valores superiores ao previsto, o que pode sobrecarregar o sistema cardiovascular, ou se mantenha em níveis inferiores ao previsto, o que não trará os benefícios desejados. Durante o treino, a frequência cardíaca do paciente deve se manter de acordo com a equação de Karvonen. Em sessões com mais de um paciente, todos devem conhecer os valores mínimo e máximo de sua frequência cardíaca, calculados individualmente, e devem ser capazes de verificá-la e informar ao fisioterapeuta se o valor aferido ao final de cada exercício estiver fora da faixa prevista de frequência cardíaca de treino. É aconselhável que os grupos sejam divididos conforme o grau de comprometimento físico e funcional, e que os exercícios que compõem a sessão de fisioterapia aquática tenham intensidade compatível para cada grupo, a fim de que os pacientes tenham o máximo de aproveitamento do treino.

## *Exemplo*

Consideremos um paciente de 50 anos, cardiopata, com frequência cardíaca de repouso de 80 bpm. Para sabermos os valores máximo e mínimo entre os quais a sua frequência cardíaca deverá permanecer durante a fase de treinamento, vamos utilizar a equação de Karvonen:

$$FC_{máx} = 220 - idade$$
$$FC_{máx} = 220 - 50$$
$$FC_{máx} = 170 \text{ bpm}$$

$FCT = FC_{rep} + (FC_{máx} - Fc_{rep}) \times 0,5$ (intensidade mínima para treinamento de paciente cardiopata de 50%)
$$FCT = 80 + (170 - 80) \times 0,5$$
$$FCT = 80 + 90 \times 0,5$$
$$FCT = 80 + 45$$
$$FCT = 125 \text{ bpm}$$

$FCT = FC_{rep} + (FC_{máx} - Fc_{rep}) \times 0,7$ (intensidade máxima para treinamento de paciente cardiopata de 70%)
$$FCT = 80 + (170 - 80) \times 0,7$$
$$FCT = 80 + 90 \times 0,7$$
$$FCT = 80 + 63$$
$$FCT = 143 \text{ bpm}$$

Nesse caso, portanto, o paciente deverá realizar as atividades aeróbias mantendo a frequência cardíaca entre 125 bpm e 143 bpm.

Cabe lembrar que, se o paciente fosse pneumopata (e não cardiopata), a intensidade mínima utilizada na equação deveria ser 0,6 (60%) e a intensidade máxima, 0,8 (80%).

O treinamento resistido pode envolver treino de membros superiores, membros inferiores e tronco. A elaboração de cada exercício, principalmente os exercícios para fortalecimento dos músculos de tronco, deve estar relacionada à adaptação do paciente ao meio aquático. Podem ser utilizados halteres e tornozeleiras próprios para realização de exercícios em piscina, e a carga inicial pode ser apenas a própria resistência da água, que já é considerada elevada para pacientes mais comprometidos ou que estão na fase inicial da reabilitação aquática.

A intensidade do exercício é proporcional à velocidade de deslocamento e o nível de imersão do corpo na água. Vale ressaltar que quanto maior for o nível de imersão, menor será o gasto energético para a realização do exercício.

O treinamento resistido também pode variar conforme o movimento de uma ou mais articulações. Movimentos com maior amplitude e maior número de articulações envolvidas também oferecem maior resistência.

A terapia deve ser elaborada com três ou quatro exercícios, que podem ser para membros superiores, membros inferiores e tronco na mesma sessão, ou para apenas um segmento específico em cada sessão. Deve-se dar preferência para a primeira opção, pois, se o paciente faltar a uma sessão, a sua reabilitação será menos prejudicada. Esse fator deve ser levado em consideração porque pacientes com distúrbios cardiorrespiratórios moderados e graves são mais suscetíveis às exacerbações e à necessidade de internação.

Ao elaborar os exercícios, o fisioterapeuta deve pensá-los de acordo com a intensidade. Exercícios de intensidade baixa e moderada devem ser direcionados para pacientes mais comprometidos, e exercícios de intensidade moderada e alta devem ser realizados por pacientes menos comprometidos ou que já apresentam melhor condicionamento cardiovascular.

Os exercícios de fortalecimento muscular de membros superiores devem ser feitos com imersão até a altura da sétima vértebra cervical. São exemplos de exercícios para os membros superiores a abdução e a adução horizontais com os braços posicionados a partir do rosto; a abdução e a adução de ombro; a flexão e a extensão de ombro; e os movimentos circulares dos membros superiores nos sentidos horário e anti-horário. Todos eles podem ser realizados com halteres nas mãos (Figura 3).

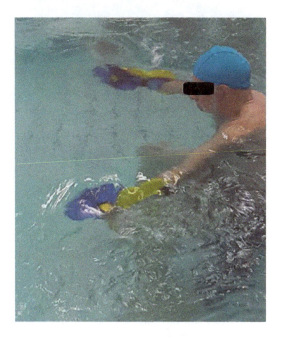

**Figura 3.** Exemplo de exercício resistido para membros superiores com halteres. Note que há um maior nível de imersão e que há turbulência gerada pelos halteres, indicando maior resistência contra a água e, consequentemente, maior carga.

Os exercícios de fortalecimento muscular para membros inferiores podem ser realizados com o paciente em sedestação (em uma plataforma ou um tablado imerso na água) ou em ortostatismo. São exemplos de exercícios para membros inferiores em ortostatismo a abdução e a adução de quadril; e a flexão e a extensão de joelho com o quadril flexionado e os braços apoiados na borda da piscina, para evitar desequilíbrio. Já em sedestação é possível realizar, por exemplo, a flexão de quadril, mantendo os membros inferiores com ângulo de 90° em relação ao tronco; e a abdução e a adução do quadril, mantendo a extensão de joelhos e tornozelos. Os exercícios podem ser feitos com o uso de caneleiras apropriadas para atividades em piscina (Figura 4).

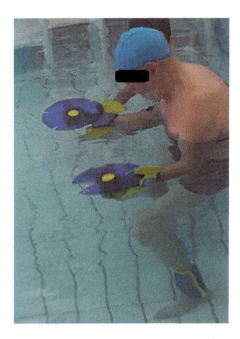

**Figura 4.** Exemplo de exercício resistido para membros inferiores com caneleiras. Note a cinta no tórax, responsável pelo acompanhamento da frequência cardíaca.

A última fase da sessão de fisioterapia aquática deve ser composta por exercícios de integração e socialização entre os pacientes ou relaxamento muscular, a fim de que a frequência cardíaca retorne ao valor inicial, próximo do valor aferido em repouso. Nesse momento, os pacientes podem ficar deitados com flutuadores na região do pescoço, tronco e quadril, e realizar movimentos suaves com os braços; ou ficar em silêncio, para promover o relaxamento da musculatura. Se for possível ao fisioterapeuta colocar música, um som tranquilo poderá ajudar.

Em sessões individuais, o relaxamento da musculatura poderá ser feito com o paciente deitado com flutuadores, enquanto o fisioterapeuta o desloca suavemente na direção dos pés, pedindo-lhe para manter os membros soltos, que flutuarão na superfície da água. O fisioterapeuta também pode manter o paciente com os flutuadores nas regiões poplítea e torácica, com apoio dos membros superiores no flutuador. Então, o fisioterapeuta realiza deslocamento do pescoço com inclinação, a fim de alongar músculos dessa região, como o trapézio (Figura 5).

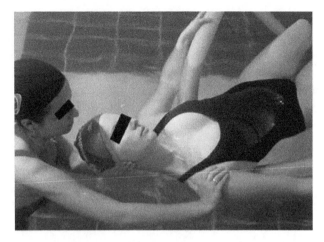

**Figura 5.** Exemplo de alongamento de trapézio.

Se o fisioterapeuta dominar a técnica de pompagem, poderá aplicá-la na região da musculatura acessória da respiração, que é muito utilizada pelos pacientes com doença pulmonar. Os flutuadores permanecem nas regiões poplítea e dorsal do tórax, com os membros superiores relaxados sobre os flutuadores (Figura 6).

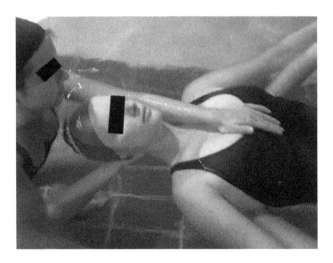

**Figura 6.** Exemplo de pompagem da musculatura acessória da respiração.

Caso opte por realizar relaxamento global, o fisioterapeuta pode manter os flutuadores nas regiões poplítea e dorsal do tórax e fazer o deslocamento do paciente segurando-o pela região occipital, caminhando de costas e deslocando-o em sua direção, juntamente com movimentos laterais suaves. Essa técnica é conhecida como "serpenteio", ou "relaxamento com deslocamento lateral" (Figura 7).

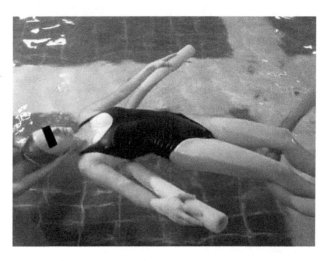

**Figura 7.** Exemplo de técnica de serpenteio.

Exercícios respiratórios com ênfase na expiração prolongada também aumentam o efeito de relaxamento. Ainda, como atividade de socialização e relaxamento muscular, os pacientes podem, em duplas, fazer turbulência na região dorsal um do outro. Assim como ocorre com as outras atividades de socialização, é permitido aos pacientes aplicar o relaxamento com turbulência porque essa técnica não oferece risco de lesão ou manipulação inadequada do paciente. As demais técnicas de relaxamento e alongamento, é importante ressaltar, só podem ser aplicadas por profissionais treinados, com domínio teórico e prático para fazê-lo.

A frequência ideal de atividades de fisioterapia aquática para pacientes com comprometimento cardiorrespiratório é de três vezes na semana, em sessões com duração de 1h a 1h30, no máximo, a fim de evitar condições de hipotensão arterial. O período de reabilitação deve durar aproximadamente 24 sessões, mas pode ser superior caso o paciente tenha maior comprometi-

Fisioterapia aquática nas afecções cardiorrespiratórias **143**

mento e, ao final do período, ainda apresente evolução favorável com relação à redução da dispneia e da fadiga.

O fisioterapeuta deve estar atento à evolução de cada paciente, pois alguns conseguem evoluir mais rapidamente do que outros. A aquisição cardiovascular será representada pela redução da frequência cardíaca de repouso, e os exercícios terão impacto em valores menores de referência da escala de Borg. Quando houver a associação desses dois fatores, o paciente poderá ser submetido a sessões de fisioterapia com exercícios de maior intensidade.

# Referências

AMERICAN THORACIC SOCIETY. Committee on Proficiency Standatds for Clinical Pulmonary Function Laboratories. ATS statement: guidelines for the six-minute walk test. *American Journal of Respiratory and Critical Care Medicine*, v. 166, n. 1, p. 111–117, 2002. Disponível em: https://www.thoracic.org/statements/resources/pfet/sixminute.pdf. Acesso em: 7 abr. 2021.

BORG, G. A. Psychophysical bases of perceived exertion. *Medicine & Science in Sports & Exercise*, v. 14, n. 5, p. 377–381, 1982. Disponível em: https://insights.ovid.com/pubmed?pmid=7154893. Acesso em: 7 abr. 2021.

CANDELORO, J. M.; CAROMANO, F. A. Efeitos de um programa de hidroterapia na pressão arterial e frequência cardíaca de mulheres idosas sedentárias. *Fisioterapia e Pesquisa*, v. 15, n. 1, p. 26–32, 2008. Disponível em: https://www.scielo.br/pdf/fp/v15n1/05.pdf. Acesso em: 7 abr. 2021.

CARREGARO, R. L.; TOLEDO, A. M. Efeitos fisiológicos e evidências científicas da eficácia da fisioterapia aquática. *Revista Movimenta*, v. 1, n. 1, p. 23–27, 2008. Disponível em: https://www.revista.ueg.br/index.php/movimenta/article/view/7235/4994. Acesso em: 7 abr. 2021.

CARVALHO, V. O.; BOCCHI, E. A.; GUIMARÃES, G. V. Hydrotherapy in heart failure: a case report. *Clinics*, v. 64, n. 8, p. 824–827, 2009. Disponível em: https://www.scielo.br/scielo.php?script=sci_arttext&pid=S1807-59322009000800020. Acesso em: 7 abr. 2021.

CIDER, A. *et al.* Immersion in warm water induces improvement in cardiac function in patients with chronic heart failure. *European Journal of Heart Failure*, v. 8, n. 3, p. 308–313, 2006. Disponível em: https://onlinelibrary.wiley.com/doi/full/10.1016/j.ejheart.2005.08.001. Acesso em: 7 abr. 2021.

FAGUNDES, D. S.; MANSOUR, N. R. *Cinesiologia e fisiologia do exercício*. Porto Alegre: Sagah, 2019.

FELICE, T. D.; SANTANA, L. R. Recursos fisioterapêuticos (crioterapia e termoterapia) na spasticidade: revisão de literatura. *Revista Neurociências*, v. 17, n. 1, p. 57–62, 2009. Disponível em: https://periodicos.unifesp.br/index.php/neurociencias/article/view/8605/6139. Acesso em: 7 abr. 2021.

HALL, J. E. *Tratado de fisiologia médica*. 13. ed. Rio de Janeiro: Guanabara Koogan, 2020.

IWAMA, A. M. *et al.* The six-minute walk test and body weight-walk distance product in healthy Brazilian subjects. *Brazilian Journal of Medical and Biological Research*, v. 42,

n. 11, p. 1080–1085, 2009. Disponível em: https://www.scielo.br/pdf/bjmbr/v42n11/7818.pdf. Acesso em: 7 abr. 2021.

KOVELIS, D. *et al.* Validação do Modified Pulmonary Functional Status and Dyspnea Questionnaire e da escala do Medical Research Council para o uso em pacientes com doença pulmonar obstrutiva crônica no Brasil. *Jornal Brasileiro de Pneumologia*, v. 34, n. 12, p. 1008–1018, dez. 2008. Disponível em: https://www.scielo.br/pdf/jbpneu/v34n12/v34n12a05.pdf. Acesso em: 7 abr. 2021.

KURABAYASHI, H. *et al.* Comparison of three protocols for breathing exercises during immersion in 38 degrees C water for chronic obstructive pulmonar disease. *American Journal of Physical Medicine & Rehabilitation*, v. 77, n. 2, p. 145–148, mar./apr. 1998. Disponível em: https://insights.ovid.com/pubmed?pmid=9558016. Acesso em: 7 abr. 2021.

MCNAMARA, R. J. *et al.* Water-based exercise in COPD with physical comorbidities: a randomised controlled trial. *European Respiratory Journal*, v. 41, n. 6, p. 1284–1291, 2013. Disponível em: https://erj.ersjournals.com/content/41/6/1284. Acesso em: 7 abr. 2021.

MOUROT, L. *et al.* Exercise rehabilitation restores physiological cardiovascular responses to short-term head-out water immersion in patients with chronic heart failure. *Journal of Cardiopulmonary Rehabilitation and Prevention*, v. 30, n. 1, 22–27, 2010.

POWERS, S. K.; HOWLEY, E. T. *Fisiologia do exercício*: teoria e aplicação ao condicionamento e ao desempenho. 8. ed. São Paulo: Manole, 2014.

SÁ, N. C. *et al.* Análise comparativa da função respiratória de indivíduos hígidos em solo e na água. *Fisioterapia e Pesquisa*, v. 17, n. 4, p. 337–341, out./dez. 2010. Disponível em: https://www.scielo.br/scielo.php?script=sci_arttext&pid=S1809-29502010000400010. Acesso em: 7 abr. 2021.

SANDI, N. E. F.; SILVA, L. D. V. Análise comparativa da força dos músculos respiratórios em indivíduos saudáveis no solo e na piscina. *Fisioterapia e Pesquisa*, v. 25, n. 2, p. 182–187, 2018.

WU, W. *et al.* Effectiveness of water-based Liuzijue exercise on respiratory muscle strenght and peripheral skeletal muscle function in patients with COPD. *International Journal of Chronic Obstructive Pulmonary Disease*, v. 13, p. 1713–1726, 2018. Disponível em: https://www.dovepress.com/effectiveness-of-water-based-liuzijue--exercise-on-respiratory-muscle-s-peer-reviewed-fulltext-article-COPD. Acesso em: 7 abr. 2021.

# Leituras recomendadas

CARVALHO, V. O. A escala de Borg como ferramenta de auto-monitorização e auto--adaptação do esforço em pacientes com insuficiência cardíaca na hidroterapia e no solo: estudo randomizado, cego e controlado. 2010. 114 f. Tese (Doutorado em Ciências) — Universidade de São Paulo, São Paulo, 2010. Disponível em: https://teses.usp.br/teses/isponíveis/5/5131/tde-31052010-171358/publico/VitorOliveira.pdf. Acesso em: 7 abr. 2021.

SEVERINO, S. D.; MORANO, M. T. A. P.; PINTO, J. M. S. A hidroterapia no tratamento de pacientes com doença pulmonar obstrutiva crônica. *Revista Brasileira de Pesquisa em Saúde*, v. 20, n. 4, p. 221–225, 2007. Disponível em https://periodicos.unifor.br/RBPS/article/viewFile/1030/2190. Acesso em: 7 abr. 2021.

## Fique atento

Os *links* para *sites* da *web* fornecidos neste capítulo foram todos testados, e seu funcionamento foi comprovado no momento da publicação do material. No entanto, a rede é extremamente dinâmica; suas páginas estão constantemente mudando de local e conteúdo. Assim, os editores declaram não ter qualquer responsabilidade sobre qualidade, precisão ou integralidade das informações referidas em tais *links*.

# Fisioterapia aquática aplicada à promoção da saúde

*Gabriela Souza de Vasconcelos*

**OBJETIVOS DE APRENDIZAGEM**

> Explicar a atuação fisioterapêutica de exercícios aquanatais.
> Descrever o relaxamento aquático para mães e bebês.
> Elaborar intervenções em fisioterapia aquática para idosos debilitados.

## Introdução

A fisioterapia aquática combina os efeitos físicos e térmicos da água aquecida com os exercícios terapêuticos para alcançar objetivos predefinidos. Pode também ser utilizada em diferentes populações com o intuito de promover saúde, indo além da reabilitação física.

Entre os exemplos dessas aplicações há os exercícios aquanatais para gestantes, os exercícios de relaxamento para mães e bebês e os exercícios terapêuticos para idosos debilitados. Embora cada um desses grupos tenha suas particularidades e objetivos terapêuticos específicos, de maneira geral a fisioterapia aquática melhora a função física e a qualidade de vida desses grupos.

Neste capítulo, você vai estudar a aplicação da fisioterapia aquática no âmbito da promoção à saúde em gestantes, mães e bebês e idosos debilitados.

# A fisioterapia nos exercícios aquanatais

Durante a gestação, uma série de alterações físicas e fisiológicas ocorrem no corpo das mulheres. Há o ganho de peso; o crescimento do feto, que gera dilatação e deslocamento do útero; as variações hormonais no colágeno e no músculo voluntário; o aumento do volume total de sangue, com fluxo direcionado para o útero e os rins; e até mudanças em relação ao centro de gravidade e a postura.

Com o ganho de peso concentrado na região abdominal, anterior à linha de gravidade, e com a redução da força tensiva ligamentar devido à influência hormonal decorrente do aumento dos níveis de relaxina e progesterona, a gestante tende a sofrer algumas alterações posturais. Entre elas, é possível destacar o deslocamento do centro de gravidade no sentido anterior, devido ao aumento do peso na região abdominal.

Como resposta compensatória a esse deslocamento do centro de gravidade, a parte superior do tronco projeta-se para trás, as escápulas aduzem, o polígono de sustentação e a base de suporte aumentam pelo afastamento dos pés, os joelhos hiperestendem, a lordose lombar aumenta, gerando uma anteversão pélvica, e ocorre, ainda, a anteriorização da cabeça. Essas alterações no sistema musculoesquelético interferem nos padrões normais de marcha e equilíbrio, e isso afeta diretamente a mobilidade, tanto dos membros inferiores quando do tronco. Com isso ocorre uma hipermobilidade da articulação sacroilíaca e da sínfise púbica (BARACHO, 2007).

Além dessas alterações, ocorre o aumento da frequência cardíaca, do consumo de oxigênio, do débito cardíaco e do volume sistólico. Em uma gestação normal, a pressão arterial tende a diminuir até a metade do período. Posteriormente, aumenta, atingindo valores similares aos do início da gravidez. É possível ainda destacar o aumento da frequência e da amplitude das incursões respiratórias, devido ao estímulo da progesterona sobre o centro respiratório, ao aumento da capacidade inspiratória e às mudanças na posição do diafragma, na configuração da parede torácica e na força dos músculos respiratórios (BURTI et al., 2003).

De acordo com o Colégio Americano de Obstetrícia e Ginecologia, a prática de atividades físicas de intensidade leve a moderada é indicada para corrigir ou prevenir as alterações causadas pelo período gestacional e gerar bem-estar às gestantes (KATZ, 2003).

A realização de **exercícios aquanatais**, por exemplo, pode reduzir o risco de pré-eclâmpsia, diabetes gestacional e parto prematuro, colaborar para o menor ganho de peso total e menor ganho de massa gorda, além de ajudar para a melhoria da autoimagem (GASTON; CRAMP, 2011). Também pode melhorar o estado geral da gestante, prevenir dores e desconfortos musculoesqueléticos e promover qualidade de vida.

## Fique atento

Na água, as gestantes se sentem mais leves e com maior liberdade de movimentos. Os exercícios terapêuticos em água aquecida oferecem baixo impacto articular, redução do peso corporal e aumento do retorno venoso e da circulação sanguínea. São, portanto, uma excelente opção no período de gravidez, para prevenção e recuperação de disfunções cinético-funcionais.

Ao trabalhar com exercícios aquanatais, o fisioterapeuta deve ter clareza dos objetivos terapêuticos e escolher exercícios seguros para a gestante. Realizados em imersão, esses exercícios e técnicas podem promover o seguinte (KATZ; MCMURRAY; CEFALO, 1999; BATES; HANSON, 1998):

- controle do edema gravídico;
- incremento da diurese;
- prevenção ou melhora de dor lombar e pélvica;
- aumento do tônus abdominal e postural;
- manutenção da temperatura corporal;
- aumento do gasto energético;
- aumento da capacidade cardiovascular (aumento do volume sistólico e do débito cardíaco);
- redução da pressão arterial;
- manutenção do consumo de oxigênio;
- melhora do condicionamento cardiorrespiratório;
- relaxamento corporal;
- controle do estresse.

Quando realizados em grupo, os exercícios aquanatais estimulam amizades, entretenimento e diversão; com isso, auxiliam na redução de tensões emocionais e de diversos desconfortos gestacionais, como os transtornos emocionais (depressão, ansiedade, fobias, insônia, entre outros). A qualidade do sono da gestante também aumenta, garantindo mais energia para o desempenho de atividades diárias (PACAGNELLI *et al.*, 2015).

O fisioterapeuta deve fazer uma **avaliação cinético-funcional** da gestante, antes de estabelecer os objetivos terapêuticos e, por consequência, os exercícios aquanatais. De modo geral, o propósito é manter ou melhorar o condicionamento cardiorrespiratório, o desempenho muscular e o equilíbrio, corrigir alterações posturais, bem como prevenir ou aliviar possíveis sintomas dolorosos.

As **sessões de exercícios aquanatais**, em água aquecida a 34°C e com duração entre 45 e 60 minutos, podem ser estruturadas da seguinte forma.

- Adaptação ao meio líquido, à profundidade da piscina e à temperatura da água. Isso pode ser realizado por meio do Watsu, uma técnica de relaxamento, do método Halliwick ou ainda por meio de exercícios leves e que ensinem a entrada e a saída da piscina, bem como a troca de decúbitos e o retorno a uma posição segura e confortável.
- Exercícios de aquecimento — marcha anteroposterior, marcha lateral, plantiflexão/dorsiflexão em pé, entre outros.
- Exercícios resistidos para melhora do desempenho muscular global.
- Exercícios para melhora do equilíbrio, propriocepção, coordenação motora e estabilidade articular.
- Exercícios posturais para prevenir ou corrigir alterações posturais, conforme o período gestacional evolui.
- Exercícios para melhora do condicionamento cardiorrespiratório, como marcha anteroposterior, marcha lateral, marcha cruzada (progredindo com alterações da velocidade e associada a movimentos dos membros superiores); bicicleta; pernadas; nado; caminhada na esteira, entre outros.
- Exercícios de alongamento muscular global para ganho de flexibilidade, como alongamentos passivos, ativo-assistidos, facilitação neuromuscular proprioceptiva (FNP), entre outros.
- Técnicas de relaxamento muscular para alívio da dor e redução das tensões musculares, como talassoterapia; balneoterapia; crenoterapia ou termalismo; *pompage*; massoterapia; Watsu; turbilhão; WaterDance; Healing Dance; Aquadinamic, entre outros.

A realização de exercícios aquanatais é segura e altamente indicada para as gestantes. O fisioterapeuta pode realizar o acompanhamento, em grupo ou de forma individual, com a intenção de melhorar a função física e a qualidade de vida e prevenir disfunções cinético-funcionais relacionadas com as alterações desse período.

## Fique atento

Os exercícios na água conseguem esfriar o corpo cinco vezes mais rápido do que os exercícios realizados no solo. Essa é uma característica muito importante para as gestantes, pois promove a manutenção da temperatura corporal em exercício e evita a dilatação em excesso dos vasos sanguíneos, o que, por sua vez, previne a ocorrência de edemas e acúmulo de sangue nas veias (BATES; HANSON, 1998).

# Relaxamento aquático para mães e bebês

O puerpério, período após o parto, também exige das mulheres adaptações físicas e psicológicas. Nesse momento, podem surgir dores ou tensões musculares em função da sobrecarga física, relacionada aos cuidados com o bebê e à amamentação.

O relaxamento aquático no puerpério pretende trazer alívio para esses sintomas dolorosos, relaxamento muscular, melhora do condicionamento cardiorrespiratório, redução dos transtornos emocionais, prevenção da depressão pós-parto, ampliação da consciência corporal e melhora da função física e da qualidade de vida.

## Fique atento

O relaxamento aquático pode ser benéfico ao bebê também, pela interação e o consequente fortalecimento do vínculo entre mãe e bebê.

Especificamente para o bebê, o relaxamento aquático visa à adaptação ao meio líquido, ao incentivo à interação com pais e educadores e ao enriquecimento das experiências sensoriais e motoras do bebê. Proporciona ainda fortalecimento cervical e de tronco, relaxamento, familiarização com a água e melhoria na qualidade do sono.

De modo geral, o relaxamento aquático é feito em grupo, com quatro a seis mães e seus bebês, em uma piscina aquecida a, aproximadamente, 34°C. No início das sessões, as mães executam técnicas de relaxamento, por 10 a 15 minutos, e, em seguida, os bebês são introduzidos na água, de forma lenta e mantendo o contato visual com a mãe, para estimular a confiança e a segurança. As mães são ensinadas a segurar os bebês na posição vertical, em supino, em prono ou embalado nos seus braços. A partir disso, é possível promover atividades para ambos, com o intuito de estimular o desenvolvimento motor (reações de endireitamento e controle de cabeça, por exemplo).

Essas atividades podem ser lúdicas e recreativas, com músicas, acessórios, brinquedos, incluindo saltos, mudanças de decúbito, oscilações posturais, entre outros movimentos (CAMPION, 2000).

## Fique atento

A atividade conjunta passa confiança e reforça o vínculo entre bebê e mãe. As reações da mãe ao choro, ao medo ou ao susto do bebê permitirão que a criança se sinta mais segura, confiante e acolhida.

A água tem propriedades, como empuxo e flutuação, que atenuam a ação da gravidade e permitem a execução de movimentos impossíveis fora dela. Outra vantagem do meio líquido é a maior resistência ao movimento, gerando fortalecimento muscular e desenvolvimento de aspectos sensoriais. No meio líquido, o bebê tem a oportunidade de vivenciar emoções, aprendizados e relacionamentos. A partir dessas vivências novas e diversas, ocorrerá o estímulo da sua percepção sensorial e ação motora.

O desenvolvimento normal do bebê ocorre de forma integrada, considerando aspectos cognitivos, afetivos, sociais e motores. O relaxamento aquático melhora a coordenação motora, promove o fortalecimento muscular, principalmente das costas e das extremidades inferiores (movimentos na horizontal e o grande número de chutes durante a intervenção), melhora as noções de espaço e tempo, gera um maior número de conexões neurais, aumenta o condicionamento cardiorrespiratório, estimula o apetite e tranquiliza o sono. Além disso, em função da diversidade de novos movimentos, é possível que o bebê acelere o seu desenvolvimento motor e o bebê sente, engatinhe e/ou caminhe mais cedo do que o previsto, por exemplo (DE PAULA, GALLINDO, ALONSO, 2008).

Esse relaxamento aquático realizado em grupo favorece o fortalecimento da inteligência e do controle emocional, pois as atividades aproximam bebês, familiares e fisioterapeutas. Por último, essas atividades na água, mesmo que com o objetivo de relaxamento, têm características lúdicas e recreativas e exploram a fantasia. Isso gera equilíbrio emocional ao bebê, promovendo a dissipação da angústia e da ansiedade e funcionando como um processo de autodefesa e autoafirmação. A partir dessas atividades lúdicas é que o bebê entenderá o ponto de vista das outras pessoas, principalmente da mãe, desenvolverá as habilidades para solucionar problemas sociais e se tornará mais criativo (LIMA, 2003).

Portanto, no meio líquido, com água aquecida e atividades relaxantes para a mãe e recreativas para o bebê, o fisioterapeuta tem a chance de promover uma série de benefícios tanto para a relação mãe-bebê quanto para as necessidades individuais de cada um.

## Saiba mais

O artigo "Influência da bandagem elástica *kinesio tape* e da hidroterapia na dor pélvica posterior e na funcionalidade nas atividades diárias de gestantes", publicado na revista *Fisioterapia Brasil*, traz um estudo interessante sobre os efeitos da utilização da hidroterapia em comparação com a bandagem elástica em gestantes com dor pélvica posterior. Se quiser saber mais sobre o assunto, pesquise pelo artigo em seu mecanismo de busca na internet.

# Fisioterapia aquática para idosos debilitados

Fenômeno natural, lento e gradativo, o processo de envelhecimento gera uma série de alterações neuromusculares e fisiológicas que resultam, na maior parte das vezes, em limitações físicas e diminuição da qualidade de vida (XAVIER *et al.*, 2015). Até 2025, o Brasil deve contar com uma população idosa de 32 milhões de indivíduos (GARCEZ-LEME; LEME, 2014).

Entre as principais consequências desse processo de envelhecimento é possível citar:

- sintomas dolorosos;
- restrições da amplitude de movimento;
- diminuição do desempenho e da flexibilidade muscular;
- redução do equilíbrio, da propriocepção e da coordenação motora;
- diminuição do condicionamento cardiorrespiratório.

De um modo geral, essas consequências elevam o risco de quedas, de deformidades articulares, além de diminuírem a autonomia e independência do idoso, o que pode acarretar transtornos emocionais, como depressão, insônia, entre outros (CAMPION, 2000). Em função disso, as pessoas buscam estratégias de prevenção ou minoração das alterações provocadas pelo envelhecimento. Também aqui a fisioterapia aquática pode apresentar excelentes resultados para a melhora da função física e da qualidade de vida.

A fisioterapia aquática combina os efeitos físicos e térmicos da água com os métodos e técnicas específicos da especialidade. Imerso em água aquecida, o paciente terá bem-estar físico e mental, alívio das dores, relaxamento muscular, maior liberdade de movimento e facilidade de realização dos exercícios propostos. Nesse contexto, o fisioterapeuta consegue incrementar exercícios para melhorar o desempenho e a flexibilidade muscular, ganhar equilíbrio e propriocepção e melhorar o condicionamento cardiorrespiratório, enquanto o paciente está em um ambiente agradável e acolhedor.

### Fique atento

Conforme a debilidade do paciente, os exercícios realizados na água seriam impossíveis de serem realizados no solo.

Assim que o paciente está imerso na água, ele passa a sofrer os efeitos do empuxo, que diminui a ação da gravidade, reduzindo a sobrecarga sobre as articulações que sustentam o corpo humano. Por isso exercícios de equilíbrio e propriocepção, assim como exercícios funcionais, como o treino de marcha, são realizados no meio líquido com mais facilidade e os pacientes se sentem seguros e confortáveis (RUOTI, 2000).

Os exercícios realizados em grupo possibilitam ainda a socialização e interação, algo muito importante para os idosos, pois a percepção dessas mudanças, as alterações decorrentes do envelhecimento, como a perda de autonomia, podem levá-los a diversos transtornos emocionais. A convivência com o fisioterapeuta e com os demais pacientes pode ajudar e motivar o paciente a continuar frequentando a fisioterapia aquática e promover bem-estar e qualidade de vida.

A fisioterapia aquática pode melhorar a função física, promover autonomia e melhorar a qualidade de vida. Pode ajudar a prevenir quedas, a minimizar a redução da flexibilidade muscular, do equilíbrio e do condicionamento cardiorrespiratório, bem como a minimizar o surgimento de deformidades articulares e outras doenças ou comorbidades.

Feita a avaliação cinético-funcional e determinados os objetivos fisioterapêuticos, o foco da primeira sessão é a adaptação do paciente ao meio líquido, sua profundidade e temperatura. A seguir, o fisioterapeuta pode aplicar inúmeros métodos/técnicas e exercícios terapêuticos, como:

- exercícios de aquecimento;
- técnicas de relaxamento muscular para alívio da dor e redução das tensões musculares;

- técnicas de mobilizações articulares para melhora da mobilidade articular;
- exercícios de alongamento muscular global para ganho de flexibilidade e mobilidade articular;
- exercícios resistidos para melhora do desempenho muscular global;
- exercícios para melhora do equilíbrio, propriocepção e coordenação motora;
- exercícios funcionais;
- exercícios para melhora do condicionamento cardiorrespiratório.

## *Fique atento*

Os exemplos de objetivos e métodos sugeridos são genéricos e não necessariamente contemplarão os objetivos fisioterapêuticos de todos os pacientes. Em função disso, é imprescindível que o fisioterapeuta avalie o paciente e determine objetivos adequados.

A fisioterapia aquática pode ser uma estratégia para prevenir a instalação desses agravos, e não apenas como uma estratégia de reabilitação física. Os idosos podem procurar a fisioterapia aquática precocemente e utilizá-la como uma estratégia de prevenção e promoção à saúde.

## Referências

BARACHO, E. *Fisioterapia aplicada à obstetrícia, uroginecologia e aspectos de mastologia*. 4. ed. Rio de Janeiro: Guanabara Koogan, 2007.

BATES, A.; HANSON, N. *Exercícios aquáticos terapêuticos*. São Paulo: Manole, 1998.

BURTI, J. S. *et al.* Adaptações fisiológicas do período gestacional. *Fisioterapia Brasil*, v. 7, n. 5, p. 375-380, set./out. 2003. Disponível em: https://portalatlanticaeditora.com.br/index.php/fisioterapiabrasil/article/view/1935/3078. Acesso em: 6 abr. 2021.

CAMPION, M. R. *Hidroterapia*: princípios e prática. São Paulo: Manole, 2000.

DE PAULA, L.; GALINDO, M. M. C.; ALONSO, N. Las actividades acuáticas en los primeros años de vida del niño. *In*: MORENO, J. A.; MARÍN, L. M. (ed.) *Nuevas aportaciones a las actividades acuáticas*. Murcia: UniverFD, 2008. p. 27-42.

GARCEZ-LEME, L. E.; LEME, M. D. Costs of elderly health care in Brazil: challenges and strategies. *Medicalexpress*, v. 1, n. 1, p. 3-8, 2014. Disponível em: https://www.scielo.br/pdf/medical/v1n1/2318-8111-medical-01-01-0003.pdf. Acesso em: 6 abr. 2021.

GASTON, A.; CRAMP, A. Exercise during pregnancy: a review of patterns and determinants. *Journal of Science and Medicine in Sport*, v. 14, n. 4, p. 299-305, Jul. 2011. Disponível em: https://www.researchgate.net/publication/50593992_Exercise_during_pregnancy_A_review_of_patterns_and_determinants. Acesso em: 6 abr. 2021.

KATZ, V. L. Exercise in water during pregnancy. *Clinical Obstetrics and Gynecology*, v. 46, n. 2, p. 432-441, Jun. 2003. Disponível em: http://dx.doi.org/10.1097/00003081-200306000-00022. Acesso em: 6 abr. 2021.

KATZ, V. L.; MCMURRAY, R.; CEFALO, R. C. Exercício aquático durante a gravidez. *In:* ARTAL, R.; WISWELL, R.; DRINKWATER, B. (ed.). *O exercício na gravidez*. 2. ed. São Paulo: Manole, 1999. p. 271-278.

LIMA, E. L. *A prática da natação para bebês*. Jundiaí: Fontoura, 2003.

PACAGNELLI, F. L. *et al*. Níveis de ansiedade e depressão em gestantes submetidas a um programa de hidroterapia. *ConScientiae Saúde*, v. 14, n. 3, p. 440-448, 2015. Disponível em: https://www.redalyc.org/pdf/929/92943569012.pdf. Acesso em: 6 abr. 2021.

RUOTI, R. G; MORRIS, D. M.; COLE, A. J. (ed.). *Reabilitação aquática*. São Paulo: Manole, 2000.

XAVIER, L. N. *et al*. Grupo de convivência de idosos: apoio psicossocial na promoção da saúde. *Revista da Rede de Enfermagem do Nordeste*, v. 16, n. 4, p.557-566, jul./ago. 2015. Disponível em: https://www.redalyc.org/pdf/3240/324041519013.pdf. Acesso em: 6 abr. 2021.

# Leituras recomendadas

CIPRIANO, P.; OLIVEIRA, C. Influência da bandagem elástica kinesio tape e da hidroterapia na dor pélvica posterior e na funcionalidade nas atividades diárias de gestantes. *Fisioterapia Brasil*, v. 18, n. 1, p. 2-11, 2017. Disponível em: https://portalatlanticaeditora.com.br/index.php/fisioterapiabrasil/article/view/747/1625. Acesso em: 6 abr. 2021.

SANTOS, D. C. C. *et al*. Desempenho motor grosso e sua associação com fatores neonatais, familiares e de exposição à creche em crianças até três anos de idade. *Revista Brasileira de Fisioterapia*, v. 13, n. 2, p. 173-179, mar./abr. 2009. Disponível em: https://www.scielo.br/pdf/rbfis/v13n2/aop023_09.pdf. Acesso em: 6 abr. 2021.

## Fique atento

Os *links* para *sites* da *web* fornecidos neste capítulo foram todos testados, e seu funcionamento foi comprovado no momento da publicação do material. No entanto, a rede é extremamente dinâmica; suas páginas estão constantemente mudando de local e conteúdo. Assim, os editores declaram não ter qualquer responsabilidade sobre qualidade, precisão ou integralidade das informações referidas em tais *links*.

# Características estruturais e de segurança da piscina terapêutica

*Natália Lujan Ferraz*

## OBJETIVOS DE APRENDIZAGEM

> Descrever os requisitos estruturais da piscina terapêutica.
> Explicar os aspectos básicos para a manutenção, o cuidado e o tratamento da água da piscina terapêutica.
> Identificar os requisitos de segurança do ambiente da piscina terapêutica.

## Introdução

A hidroterapia, uma das práticas mais comuns no âmbito da fisioterapia aquática, pode ser realizada em uma piscina terapêutica. Porém, para que o fisioterapeuta consiga realizar as atividades sem comprometer a segurança do paciente, é necessário que a piscina atenda a alguns requisitos estruturais e que a água seja perfeitamente adequada ao uso. Assim, antes de realizar a intervenção, o profissional deve verificar a área no entorno da piscina terapêutica e se a água se encontra em bom estado. Esses aspectos determinam a qualidade do atendimento fisioterapêutico, proporcionando maior segurança para o fisioterapeuta e o paciente.

Neste capítulo, vamos detalhar como deve ser a estrutura da piscina terapêutica, bem como os cuidados e tratamentos nela realizados. Sobretudo, serão discutidos os aspectos de segurança envolvidos nas intervenções fisioterapêuticas nesse ambiente.

## Requisitos estruturais da piscina terapêutica

Na fisioterapia aquática, o fisioterapeuta pode atuar com a hidroterapia em um local que tenha piscina terapêutica, onde pode atender a diversos tipos de pacientes, com características e capacidades diversas. Dessa forma, o ambiente deve estar preparado para atender às necessidades de todos os indivíduos que receberão as intervenções fisioterapêuticas, devendo, sobretudo, ter a acessibilidade adequada, em conformidade com a legislação. A Associação Brasileira de Normas e Técnicas (ABNT) dispõe sobre as normas e as condições necessárias para a utilização desses locais.

Entre os locais que merecem atenção no ambiente com piscina terapêutica, estão a sala de máquinas, os vestiários e a área complementar externa à piscina. Além disso, deve-se atentar aos equipamentos de acessibilidade. Na área externa da piscina terapêutica, deve haver um espaço destinado ao consultório de fisioterapia, onde poderão ser realizadas as avaliações dos pacientes.

A **sala de máquinas** é o local onde são instalados os equipamentos, como os aquecedores. A ABNT NBR 10339:2018, que estabelece os requisitos e parâmetros para o projeto, a construção, a instalação e a segurança no uso e operação aplicáveis a todos os tipos de piscinas, prevê que a cada de máquinas deve (ASSOCIAÇÃO BRASILEIRA DE NORMAS TÉCNICAS, 2018):

- possibilitar o fácil acesso, inclusive dispor de espaço suficiente para a entrada, a instalação e a retirada de todos os equipamentos, e permitir a manutenção e a operação destes;
- dispor de abertura para o exterior com dimensões compatíveis com as dos equipamentos, acesso com dimensão mínima de 0,80 m e ter pé-direito adequado ao equipamento, recomendando-se que não seja inferior a 2,30 m, exceto em piscinas residenciais privativas;
- dispor de área de ventilação permanente para o exterior conforme as ABNT NBR 6123, ABNT NBR 16401 e ABNT NBR 14518, ou dispor de sistema mecânico de ventilação, e dispor de iluminação artificial com nível lumínico de acordo com a ABNT NBR ISO/CIE 8995-1;
- possuir piso de material resistente, lavável e com baixo grau de absorção de água, antiderrapante e não agressivo ao contato com a pele, bem com que evite o acúmulo de água;

- dispor de ponto de água potável para lavagem de mãos e olhos, não armazenar produtos químicos que não estejam em uso e ter assegurada a ventilação forçada ou cruzada;
- ser protegidas contra inundação e infiltrações, quando construídas abaixo do nível do solo, e possuir dispositivo de captação que permita a drenagem da água acumulada.

Quanto ao projeto dos **vestiários e banheiros** das áreas com piscina terapêutica, ele deve, segundo a ABNT NBR 10339:2018 (ASSOCIAÇÃO BRASILEIRA DE NORMAS TÉCNICAS, 2018):

- prever que a quantidade de usuários seja igual à de banhistas presentes na piscina, separados por sexo e independentes, estabelecidos em projeto;
- se os vestiários e banheiros forem utilizados por outras pessoas que não somente os banhistas, o número de vestiários e banheiros deve ser proporcional ao número total de usuários;
- separar os ambientes pelo fluxo e circulação dos usuários, bem como em função das áreas úmidas;
- assegurar iluminação artificial com nível de iluminamento de acordo com a ABNT NBR ISO/CIE 8995-1 para esses ambientes;
- ter o número de banhistas presentes na piscina registrado em seus documentos adotado como referência para os diversos dimensionamentos requeridos pela norma.

O descrito acima aplica-se a todos os tipos de piscinas, exceto as residenciais privativas e residenciais coletivas.

Além disso, o projeto de vestiários e banheiros deve evidenciar a quantidade de usuários em projeto, o fluxo e a circulação dos usuários em projeto e o atendimento ao critério de iluminação em projeto, bem como possuir área de ventilação permanente para o exterior na proporção mínima de 1/5 da área do piso, ou executada por sistema mecânico de ventilação equivalente, e possuir sistema de ventilação que atenda à ABNT NBR 15848 (ASSOCIAÇÃO BRASILEIRA DE NORMAS TÉCNICAS, 2018).

Ainda, é importante destacar que o piso de vestiários e banheiros deve ser de material resistente, lavável e com baixo grau de absorção de água, antiderrapante e não agressivo ao contato com a pele, bem como deve evitar o acúmulo de água. Os pisos também devem (ASSOCIAÇÃO BRASILEIRA DE NORMAS TÉCNICAS, 2018):

**160** Características estruturais e de segurança da piscina terapêutica

- atender à ABNT NBR 15575-3 para áreas molhadas, incluindo todas as classificações de piscinas, não só as residenciais, e estar de acordo com ensaios da ABNT NBR 13818 e demais normas específicas dos materiais;
- não possuir aresta contundente e não liberar fragmentos perfurantes;
- identificar desníveis abruptos maiores que 5 mm;
- atender aos requisitos de acessibilidade conforme a ABNT NBR 9050, sempre que obrigatório.

De forma complementar, os revestimentos de paredes e divisórias nesses ambientes devem ter, no mínimo, 2 m de altura, ser de material resistente, lavável e com baixo grau de absorção de água, não ser agressivos ao contato com a pele e não permitir o surgimento de fungos e microrganismos.

## Fique atento

A higiene de pisos de vestiários e banheiros é de extrema importância. Assim, o piso deve permitir limpeza e lavagem em toda a sua área, ser provido de ralos e possuir declividade mínima de 1 % para os ralos e rodapés, no caso de paredes sem acabamentos cerâmicos. Além disso, é fundamental que a circulação nesses ambientes seja perfeitamente segura, de modo que os pisos e os degraus devem possuir elementos e componentes cujas superfícies não causem desconforto, danos ou ferimentos aos usuários, nas condições normais de uso. Assim, devem ter dimensões conforme a ABNT NBR 9050, sempre que aplicável, e ser revestidos com materiais conforme o desempenho estabelecido nas ABNT NBR 15575-1 e ABNT NBR 15575-3, incluindo todas as classificações de piscinas, não somente as residenciais (ASSOCIAÇÃO BRASILEIRA DE NORMAS TÉCNICAS, 2020).

Além disso, os vestiários e banheiros devem dispor de armários individuais e/ou cabides para sacolas distantes do piso, no mínimo, 0,15 m, e ter a disposição geométrica dos armários e bancos projetada de forma a permitir livre circulação e acessibilidade, atendendo aos requisitos da ABNT NBR 9050, sempre que obrigatório. Já os boxes devem possuir área mínima de 0,90 m² e largura mínima de 0,90 m, ser abertos na parte superior, com paredes divisórias e portas de altura entre 1,80 m e 2,10 m, e não conter guias de madeira para os boxes (ASSOCIAÇÃO BRASILEIRA DE NORMAS TÉCNICAS, 2020).

Por fim, as **áreas circundantes e interconexões** das piscinas devem permitir acesso dos usuários ao tanque e a outras áreas de uso da piscina, sendo amplas e com superfície antiderrapante, dimensionadas para permitir o escoamento das águas que correm para elas, considerando todas as contribuições como, por exemplo, a dos telhados, quando estes conduzem as águas das chuvas para as áreas circundantes ao tanque. O sistema de drenagem das áreas circundantes e das interconexões com o entorno deve possuir mais de uma saída, exceto nos casos em que não houver risco de obstrução. Os condutores horizontais desse sistema de drenagem devem ter declividade mínima de 0,5 %, dispor de, ao menos, uma face do tanque, de uma faixa pavimentada contínua, com largura livre mínima de 1,80 m para as piscinas públicas e coletivas, respeitando a acessibilidade, de acordo com ABNT NBR 9050, sempre que obrigatório (ASSOCIAÇÃO BRASILEIRA DE NORMAS TÉCNICAS, 2020).

No caso de piscinas terapêuticas, a área em torno do tanque deve possibilitar a circulação de cadeiras de rodas e o acesso à área da piscina deve ser fácil e sem a presença de escadas (Figura 1). A piscina terapêutica deve ser funcional e segura, com formato retangular e profundidade entre 0,60 m e 2,10 m. Para o indivíduo entrar na piscina, deve haver corrimãos em ambos os lados, rampas com pequena inclinação e não escorregadias, e os degraus devem se localizar na área mais rasa da piscina, garantindo a acessibilidade do paciente perante as limitações que ele apresente. Ainda, para facilitar a entrada e a saída da piscina, é indicada a presença de elevadores, paredes de transferência ou guindastes, que também são uma forma de transferência para indivíduos com deficiências.

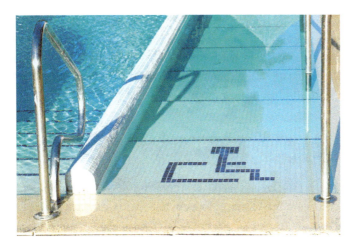

**Figura 1.** Exemplo de entrada acessível para cadeirantes.
**Fonte:** Pool Rescue (2017, documento *on-line*).

O local em que a piscina está localizada deve ser bem iluminado, com ventilação para evitar que haja a condensação devido à evaporação da água, e a umidade deve ser em torno de 50%. Há diferentes formas de aquecimento

Características estruturais e de segurança da piscina terapêutica

da água da piscina, como elétrica, a gás e solar, mas a temperatura da água dependerá da finalidade da prática (ASSOCIAÇÃO BRASILEIRA DE NORMAS TÉCNICAS, 2018):

- para SPA, a temperatura fica entre 36 e 38°C;
- para piscina de competição, entre 25 e 28°C;
- para piscina de recreação, entre 27 e 29°C;
- para natação para bebês e hidroterapia, entre 30 e 34°C;
- para natação para crianças, entre 29 e 32°C.

É importante ressaltar que a estrutura da piscina normalmente apresenta três orifícios:

1. a abertura para retorno em diferentes pontos da parede interna, de onde saem os jatos de água que foi renovada;
2. o dispositivo de aspiração, que capta a água da piscina e possibilita o acoplamento da mangueira que, conectada ao aspirador, faz limpeza no fundo;
3. os ralos, que sugam a água para ser filtrada.

O sistema de circulação de água dos tanques deve possuir dispositivo que interrompa o seu funcionamento em casos de emergência, de forma a proporcionar a segurança aos banhistas. Esse dispositivo deve estar em local de fácil acesso e de fácil visualização (ASSOCIAÇÃO BRASILEIRA DE NORMAS TÉCNICAS, 2018).

## Cuidado e tratamento da água da piscina terapêutica

A água que é utilizada na piscina terapêutica deve receber tratamento regularmente, garantindo que esteja em boa qualidade para não prejudicar a saúde dos usuários. Diante disso, a ABNT fixou uma norma que diz respeito a qualidade da água da piscina, a NBR 10818:2016. Com relação à qualidade da água, é importante ressaltar os seguintes aspectos (ASSOCIAÇÃO BRASILEIRA DE NORMAS TÉCNICAS, 2016).

- A água não deve conter bactérias, como as do grupo coliforme, nem apresentar proliferação de algas. Assim, o teste bacteriológico deve ser feito de forma regular, pois a presença de bactérias na água pode levar a ocorrência de infecções nos indivíduos.

- A água deve estar limpa, de forma que possibilite a visão da parte mais profunda da piscina, sem elementos flutuantes na superfície nem acumulados ao fundo da piscina.
- O pH deve ser medido diariamente e mantido entre 7,2 e 7,8, pois valores abaixo dessa faixa podem causar irritações na pele. Uma das formas de avaliar o pH é por meio da coleta de uma quantidade de água da piscina, seguida pela adição do reagente que resultará em uma água com coloração. Conforme o resultado da cor da água, é possível fazer a comparação com a escala que determina o valor do pH (Figura 2).
- O tratamento da piscina deve ser realizado com produtos à base de cloro, pois ele elimina as bactérias e os microrganismos. É indicado que seu nível esteja entre 1,0 e 3,0 ppm (Figura 2). Já para prevenir o aparecimento de algas, é indicado o uso dos algicidas.

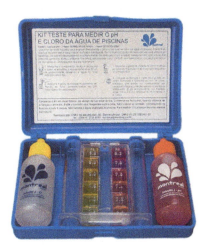

**Figura 2.** *Kit* para testar o pH e o cloro da água.
**Fonte:** Solar Gil (2017, documento *on-line*).

### Fique atento

Se um paciente entrar na piscina com fralda, mas, durante a terapia, o fisioterapeuta observar que houve o vazamento de conteúdo fecal na piscina, a terapia deve ser interrompida e a piscina deve ser imediatamente interditada, devido à contaminação da água. Com isso, deve ser realizado o tratamento de choque, que consiste na utilização do cloro em concentração maior que a habitual (em torno de 14 g de cloro para cada mil litros de água

**164** Características estruturais e de segurança da piscina terapêutica

da piscina). Porém, após esse tratamento, a piscina só poderá ser utilizada novamente quando a concentração de cloro livre estiver entre 1 e 3 ppm, já que essa alta concentração de cloro é prejudicial para a saúde dos usuários.

---

O tratamento com cloro também pode ser realizado pelo processo de salinização, que consiste na aplicação de cloreto de sódio. Com o processo de eletrólise, há a liberação do cloro natural. Para que esse processo ocorra, é necessária a instalação de um equipamento específico.

Além disso, outros tratamentos podem ser realizados, como o uso de ozônio, um gás natural mais potente que o cloro para o tratamento da água, com ação bactericida, algicida, fungicida e viricida. Os ozonizadores devem ser instalados no sistema de circulação da piscina; assim, o ozônio faz a limpeza da água e, após isso, ela retorna à piscina. Da mesma maneira, a luz ultravioleta também é indicada para limpeza da água. São instalados equipamentos com a lâmpada e, dessa forma, quando a água passa por esse equipamento, a luz ultravioleta elimina os microrganismos e a água retorna limpa para a piscina.

Os clarificantes são utilizados para a limpeza da água, mas apenas para sujeiras na forma partículas, pois eles não são adequados para eliminar resíduos maiores e os microrganismos presentes na água. A função do clarificante é unir as partículas de sujeira, deixando-as aglomeradas para que o filtro consiga reter essa sujeira. Os produtos utilizados para o tratamento da água não devem conter substâncias tóxicas ou nocivas ao usuário e ao meio ambiente.

Independentemente do procedimento pelo qual a água é tratada, indica-se que se utilize touca de cabelo ao entrar na piscina e que seja evitada a aplicação de produtos para a pele e para os cabelos antes da imersão, como hidratantes e óleos, para que essas substâncias não sejam transferidas para a água e afetem sua qualidade. Além do tratamento adequado da água, é importante que o sistema de circulação e filtração esteja em bom funcionamento, garantindo a renovação da água da piscina. Ainda, não se deve consumir alimentos e bebidas na área da piscina, e a ducha deve ser utilizada, sempre que possível, antes e após a imersão.

## *Saiba mais*

Para conhecer um exemplo real de avaliação da qualidade microbiológica da água de uma piscina terapêutica, busque, na internet, pelo artigo "Qualidade da água da piscina da clínica de fisioterapia da Unioeste 2018", de Ana Karla Debiazi, Helena Teru Takahashi Mizuta e Fabiana André Falconi.

# Segurança do ambiente da piscina terapêutica

A piscina e o ambiente em seu entorno devem estar em conformidade com as normas de segurança para que os acidentes, nesses locais, sejam evitados. A ABNT NBR 10339:2018 destaca alguns pontos importantes para a segurança dos usuários em piscinas e em seus arredores. Em resumo, são feitas as seguintes recomendações (ASSOCIAÇÃO BRASILEIRA DE NORMAS TÉCNICAS, 2018).

- O acesso à área da piscina deve ser restrito. Assim, deve haver isolamento físico para evitar a entrada de pessoas não autorizadas, crianças e demais pessoas com necessidade de supervisão desacompanhadas à piscina. Indica-se, portanto, o uso de grades ou de alguma outra forma de barreira de isolamento, com altura mínima de 1,10 m, sobretudo para prevenir acidentes com crianças ou afogamentos.
- Os pisos do entorno da piscina e das áreas de uso comum, como banheiros e vestiários, devem ser de material antiderrapante para evitar escorregões e quedas.
- As bordas das piscinas e de locais que podem apresentar cantos pontiagudos, como os degraus, devem ter formato arredondado.
- A entrada e a saída da piscina devem ser garantidas de diferentes formas, conforme as diferentes necessidades dos usuários. Os degraus e as rampas devem ser amplos e com barras fixas dos dois lados.
- A profundidade da piscina deve estar claramente sinalizada, assim como informativos sobre as permissões de acesso e os horários de manutenção e limpeza da piscina. Também devem ser fixados cartazes com telefones de emergência.
- Recomenda-se que, em piscinas com mais de 1,70 m de profundidade da água, haja degrau de descanso, de uso não obrigatório, a 1,20 m da borda da piscina, por todo o perímetro, com a finalidade do descanso do usuário e com largura entre 10 cm e 20 cm.
- Dentro da piscina, deve haver ralos antiaprisionamento (Figura 3) que impeçam a sucção de cabelos, roupas e objetos, com grelhas específicas que só sejam removidas com ferramentas. O ralo deve ter aberturas de, no máximo, 7 mm de largura e velocidade de sucção máxima de 0,5 m/s.

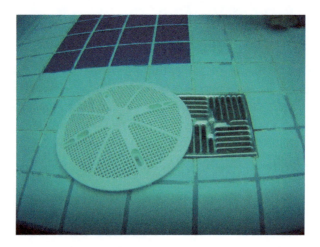

**Figura 3.** Grelha antiaprisionamento, componente utilizado sobre o ralo de fundo para prevenir entrelaçamento dos cabelos ou aprisionamento por sucção de partes do corpo.
**Fonte:** Pool Piscina ([2016], documento *on-line*).

- Na área da piscina, deve haver um botão de emergência que, quando acionado, desative a circulação da água.
- A sala de máquinas deve permanecer fechada, garantindo que só seja acessada por profissionais responsáveis pela manutenção.
- O local deve disponibilizar *kit* de primeiros socorros e equipamentos salva-vidas.
- Os produtos químicos devem ser armazenados em seção separada, devendo ser identificados e conter ficha de orientação sobre a forma de utilização. É proibido fumar ou produzir chama próximo aos produtos químicos, sendo que esses produtos também devem estar fora do alcance de crianças.
- A manutenção e a troca de equipamentos e a utilização de produtos químicos devem ser feitas sem a presença de indivíduos na área da piscina.

Embora determinadas atribuições sejam de responsabilidade do operador de piscina ou de profissionais habilitados, o fisioterapeuta que atua em piscina terapêutica deve ter conhecimento sobre essas informações para garantir a segurança do paciente e sua própria segurança, prevenindo a ocorrência de acidentes no local.

# Referências

ASSOCIAÇÃO BRASILEIRA DE NORMAS TÉCNICAS. *ABNT NBR 10339:2018*: piscina — projeto, execução e manutenção. Rio de janeiro: ABNT, 2018. (*E-book*).

ASSOCIAÇÃO BRASILEIRA DE NORMAS TÉCNICAS. *ABNT NBR 10818:2016*: qualidade da água de piscina – procedimento. Rio de janeiro: ABNT, 2016. (*E-book*).

ASSOCIAÇÃO BRASILEIRA DE NORMAS TÉCNICAS. *ABNT NBR 9050:2020*: acessibilidade a edificações, mobiliário, espaços e equipamentos urbanos. Rio de janeiro: ABNT, 2020. (*E-book*).

DEBIAZI, A. K.; MIZUTA, H. T. T.; FALCONI, F. A. Qualidade da água da piscina da clínica de fisioterapia da Unioeste 2018. *Brazilian Journal of Development*, v. 6, nº 10, p. 80131-80141, 2020. Disponível em: https://www.brazilianjournals.com/index.php/BRJD/article/download/18552/14940. Acesso em: 7 abr. 2021.

POOL PISCINA. *Instalação obrigatória de dispositivos para segurança nas piscinas*: lei 18786. [2016]. Disponível em: https://www.poolpiscina.com/instalacao-obrigatoria-de--dispositivos-para-seguranca-nas-piscinas-lei-18786/. Acesso em: 7 abr. 2021.

POOL RESCUE. *Acessibilidade para deficientes físicos em piscinas*: como implantar? 2017. Disponível em: https://poolrescue.com.br/blog/acessibilidade-para-deficientes--fisicos-em-piscinas-como-implantar/. Acesso em: 7 abr. 2021.

SOLAR GIL. *Teste de piscina estojo Montreal pH e cloro*. 2017. Disponível em: https://www.solargil.com.br/produto/kit-teste-montreal-2-em-1/. Acesso em: 7 abr. 2021.

## *Fique atento*

Os *links* para *sites* da *web* fornecidos neste capítulo foram todos testados, e seu funcionamento foi comprovado no momento da publicação do material. No entanto, a rede é extremamente dinâmica; suas páginas estão constantemente mudando de local e conteúdo. Assim, os editores declaram não ter qualquer responsabilidade sobre qualidade, precisão ou integralidade das informações referidas em tais *links*.